高等职业教育教材

基础医学
与临床案例教学

杨如会　潘海婷　主编

化学工业出版社
·北京·

内容简介

《基础医学与临床案例教学》专为医学生精心打造，旨在通过临床案例的深入剖析，将基础医学知识与临床实践紧密结合。全书共分为九章，涵盖了解剖学、生理学、病理学、病理生理学、药理学、生物化学、医学免疫学、医学微生物学和健康评估与诊断学等医学基础核心课程知识。全书共汇聚了200余则生动鲜活的教学案例，并辅以多幅相关的图片，每个案例都紧扣课程章节，力求真实反映临床实际，旨在通过案例教学的方式，帮助学生轻松攻克学习过程中的重点、难点，深化对医学知识的理解和应用。此外，书中还融入了医学伦理和人文关怀等元素，旨在培养学生的全面素养，使其成为既有专业知识，又具备人文关怀精神的医学人才。

本书适用于高等职业院校护理等专业师生，同时还可作为辅助工具书，为医学老师和临床医生提供丰富的案例资源。

图书在版编目（CIP）数据

基础医学与临床案例教学 / 杨如会，潘海婷主编． 北京：化学工业出版社，2024.8． -- ISBN 978-7-122-45818-6

Ⅰ．R4

中国国家版本馆 CIP 数据核字第 20247FF183 号

责任编辑：王　芳
责任校对：宋　玮　　　　　装帧设计：关　飞

出版发行：化学工业出版社
　　　　　（北京市东城区青年湖南街13号　邮政编码100011）
印　　装：北京云浩印刷有限责任公司
787mm×1092mm　1/16　印张 12¼　字数 310 千字
2025 年 6 月北京第 1 版第 1 次印刷

购书咨询：010-64518888　　　　　售后服务：010-64518899
网　　址：http://www.cip.com.cn
凡购买本书，如有缺损质量问题，本社销售中心负责调换。

定　价：38.00 元　　　　　　　　　版权所有　违者必究

目录

第一章 解剖学 / 001

第1节 颅脑 / 001
第2节 颈部 / 004
第3节 胸部 / 010
第4节 腹部 / 013
第5节 盆部及会阴 / 016
第6节 脊柱区 / 018
第7节 上肢 / 020
第8节 下肢 / 021
第9节 消化腺 / 024
第10节 男性生殖系统 / 025
第11节 女性生殖系统 / 027
第12节 呼吸系统 / 028
第13节 循环系统 / 031

第二章 生理学 / 034

第1节 循环和组织液的生成 / 034
第2节 呼吸系统 / 038
第3节 消化与吸收 / 040
第4节 尿的生成与排泄 / 042
第5节 感觉器官 / 042
第6节 神经系统 / 043
第7节 内分泌系统 / 044

第三章 病理学 / 046

第1节 应激 / 046
第2节 细胞和组织的适应、损伤与修复 / 047
第3节 血液循环障碍 / 049
第4节 炎症 / 055
第5节 肿瘤 / 057
第6节 心血管系统 / 058
第7节 呼吸系统 / 063
第8节 消化系统 / 065
第9节 泌尿系统 / 068
第10节 女性生殖系统 / 070
第11节 内分泌系统 / 073
第12节 感染性疾病 / 079

前言

在医学教育的广阔领域中，基础医学的学习无疑是医学生建立知识体系的基石。然而，传统的医学教育方式往往侧重于理论知识的传授，而忽视了学生的实践能力和临床思维的培养。为了弥补这一不足，我们编写了这本《基础医学与临床案例教学》，旨在通过案例教学的方式，帮助学生更好地理解和掌握基础医学知识，提升他们的临床实践能力。

本书的内容涵盖了解剖学、生理学、病理学、病理生理学、药理学、生物化学、医学免疫学、医学微生物学和健康评估与诊断学等医学基础核心课程知识，以生动的案例为主线，将知识点与临床实践有机结合。每个案例都经过精心挑选和设计，旨在引导学生深入思考、积极讨论，从而加深对基础医学知识的理解和记忆。同时，本书还采用了文字和图片相结合的形式，使内容更加直观、生动，有助于提升学生的学习效果。

本书的编写和出版得到了多方面的支持和帮助。作为浙江省中国特色高水平高职学校和专业建设计划的一部分，本书得到了台州职业技术学院的高度重视和大力支持。同时，作为台州职业技术学院与塔里木职业技术学院专业共建合作建设项目之一，本书的编写也促进了两校之间的学术交流与合作。此外，我们还要感谢台州市药品生产与质量提升重点实验室和药物新剂型及药理研究所为本书提供的技术支持和专业指导。在本书的编写过程中，我们还得到了内蒙古医科大学、丽水学院、井冈山大学附属医院、塔里木职业技术学院等兄弟高校的支持与协助。他们的专业意见和宝贵建议使本书的内容更加丰富和完善。同时，我们还要感谢内蒙古自治区教育科学研究"十四五"规划课题（NGJGH2024005）、内蒙古自然科学基金项目（2021MS08096）、内蒙古自治区高等学校青年科技英才项目（NJYT22013）、内蒙古医科大学面上项目（YKD2024MS004）、台州职业技术学院重点课题（2022ZD02）以及台州市科技计划项目（22ywb87）等项目的资助，这些项目的支持为本书的编写提供了重要的经费保障。

本书的编写工作汇聚了编者的智慧与心血，潘海婷负责第一章、第六章和第九章的编写。杨如会负责第二章~第五章和第七、八章的编写以及全书统稿。也感谢提供宝贵意见的各位审稿专家，使得本次出版得以顺利完成。然而，我们也深知，尽管本书的编者是多年从事基础或临床医学教学的一线教师，但书中难免存在不足之处。因此，我们真诚地欢迎广大读者提出宝贵的建议，以期在后续的修订中不断完善，为医学生提供更优质的学习资源。

杨如会

2025 年 3 月

第四章　病理生理学 / 081

- 第1节　疾病概论 / 081
- 第2节　水、电解质代谢紊乱 / 082
- 第3节　酸碱平衡紊乱 / 085
- 第4节　糖代谢紊乱 / 089
- 第5节　脂代谢紊乱 / 090
- 第6节　缺氧 / 091
- 第7节　发热 / 094
- 第8节　应激 / 096
- 第9节　缺血-再灌注损伤 / 098
- 第10节　休克和弥漫性血管内凝血 / 099
- 第11节　凝血与抗凝血平衡失调 / 102
- 第12节　心功能不全 / 104
- 第13节　肺功能不全 / 109
- 第14节　肝功能不全 / 113
- 第15节　肾功能不全 / 116

第五章　药理学 / 120

- 第1节　传出神经系统药物 / 120
- 第2节　中枢神经系统药物 / 125
- 第3节　心血管系统药物 / 130
- 第4节　内分泌系统药物 / 136
- 第5节　血液系统药物 / 139
- 第6节　呼吸系统药物 / 141
- 第7节　消化系统药物 / 144
- 第8节　抗生素 / 145

第六章　生物化学 / 149

- 第1节　蛋白质的功能和代谢 / 149
- 第2节　脂类的代谢 / 150
- 第3节　氨基酸的代谢 / 151
- 第4节　核酸的代谢 / 152
- 第5节　维生素的代谢 / 152
- 第6节　肝脏的生物化学 / 154

第七章　医学免疫学 / 156

- 第1节　免疫细胞 / 156
- 第2节　抗原 / 157
- 第3节　抗体 / 158
- 第4节　补体 / 159
- 第5节　MHC / 159
- 第6节　超敏反应 / 160

第八章　医学微生物学 / 164

第 1 节　医学细菌学　/　164
第 2 节　医学病毒学　/　172
第 3 节　医学真菌学　/　179

第九章　健康评估和诊断学基础 / 180

参考文献 / 193

第一章　解剖学

第1节　颅脑

 案例

患者，男，27岁。急诊，全身发热来诊，右侧眼球疼痛、肿胀，2天后波及左侧眼球，伴有明显的复视，口角以上面部疼痛及头痛，前来我院就诊。体格检查：眼球活动受限，以眼球外展时最为明显。角膜反射消失。体温38.9℃。血压125/90mmHg。左侧面部有一明显疖肿。

▶ **问题**

1. 此患者初步诊断是什么？诊断依据是什么？
2. 需进一步做哪些检查？应和哪些疾病鉴别？
3. 明确诊断后应如何治疗？
4. 根据所学解剖学知识，试描述疾病的病理生理过程。

【讨论分析】

考虑海绵窦血栓形成。

海绵窦（图1-1）：颅中窝蝶鞍两侧，前起于眶上裂内侧端，后至颞骨岩部的尖端。窦腔内由许多细纤维穿过，将它分成许多互通的小腔而成为海绵状。颈内动脉颅内段和展神经的一段通过海绵窦内，而动眼神经、滑车神经、三叉神经的眼支和上颌支则通过海绵窦的外侧壁。鞍膈前后附着缘的前面有海绵间前窦，后面为海绵间后窦，连同左、右海绵窦，环绕蝶鞍周围，形成一静脉窦环。在硬脑膜静脉窦中，海绵窦与周围结构的联系最为广泛。其接收来自眼静脉、蝶顶窦、大脑中静脉、大脑下静脉和垂体静脉的血液，并与岩上窦和岩下窦相接，将血液注入颈内静脉。

海绵窦与周围血管的关系见图1-2,海绵窦血栓形成可由下列病灶引起:①前路感染,如鼻、面部、眼眶等处的疖、痈,经内眦静脉、面静脉与眼静脉的吻合支扩散到海绵窦。这种感染途径最常见的病原菌是金黄色葡萄球菌,多引起急性感染症状。②中路感染,见于蝶窦炎。治疗的延迟使感染直接扩散,或由小静脉通过蝶窦侧壁注入海绵窦。这种侵入途径常见的病原菌包括金黄色葡萄球菌、链球菌和厌氧菌等。③后路逆行感染,原发病灶为中耳炎或乳突炎,先引起侧窦血栓形成,再经过岩下窦到达海绵窦。④下路感染,导致扁桃体周围脓肿、牙感染、上颌骨骨髓炎和颈部脓肿,感染可沿翼静脉丛经眼下静脉或卵圆孔与破裂孔的导静脉蔓延至海绵窦。

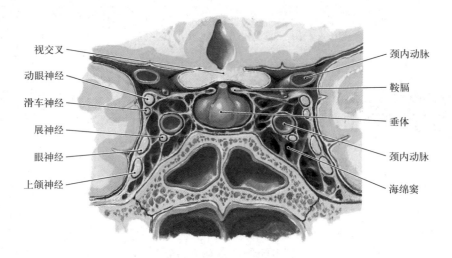

图1-1 海绵窦(冠状面)

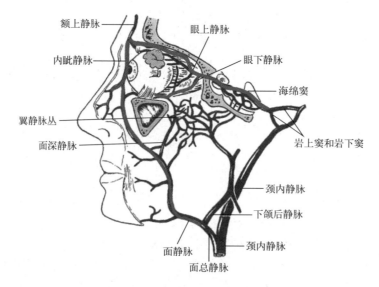

图1-2 海绵窦与周围血管的关系

【海绵窦感染合并血栓的临床特征】

1. 海绵窦血栓形成的临床表现可以分为三类。

(1) 静脉阻塞症状 海绵窦血栓形成的早期症状之一为眶周水肿，通常是一侧受累，在24~48小时内通过海绵间窦影响到另一眼。除眶周肿胀外，眼静脉的阻塞还可导致眼睑、结膜及视网膜静脉的扩张，视网膜出血，视乳头水肿，同侧眼内压升高、眼球突出及结膜水肿。

(2) 脑神经受累的症状与体征 包括上睑下垂，瞳孔扩大与固定，眼外肌的轻瘫或瘫痪，视力减退，三叉神经的眼支和上颌支分布区的疼痛或异常感觉，角膜反射消失。头痛常较严重，多位于额及眶后区域，可以在眶周水肿之前数天出现。在海绵窦血栓形成的早期，外展神经功能障碍（侧方凝视麻痹）可以先于其他颅神经缺失征，因为这一神经在海绵窦内位于中间，易被渗出的炎性物质包裹。

(3) 全身性表现 包括高热、寒战、多汗、心动过速、气促、头痛、呕吐、意识模糊、谵妄及昏迷。全身性症状在前路感染时特别明显，多在眼和口周的疖肿挤压后1~3天内发生。

2. 海绵窦血栓形成可出现一些并发症，常见的并发症有：①脑膜炎，最多见，对海绵窦血栓治疗不当和治疗不及时，炎症扩散到脑膜所致；部分由原发感染灶或败血症直接引起。临床表现有头痛、呕吐、颈强直、克尼格征阳性及脑脊液炎性改变。症状往往较一般化脓性脑膜炎轻，脑脊液细菌培养多为阴性。②脑脓肿，由化脓性脑膜炎、败血症引起，还可因感染通过大脑中静脉或大脑下静脉扩散至脑实质而产生。脓肿可单发或多发，额叶、颞叶和小脑多见。发病时间常在疾病的恢复期。③颅外脓肿，由败血症或脓毒性栓子所致，包括肺脓肿、脓胸、肾脓肿、眼眶脓肿等。④颈内动脉病变，颈内动脉海绵窦段偶尔可形成血栓，产生对侧轻偏瘫。其他并发症还包括颈内动脉颅外段多处狭窄或闭塞、颈内动脉瘤、颈内动脉海绵窦瘘及蛛网膜下腔出血。⑤垂体病变，海绵窦血栓形成通过感染直接扩散、逆行性血栓形成等，使垂体继发感染、梗死及脓肿形成。

【实验室检查】

1. 海绵窦血栓形成患者外周血白细胞计数通常升高，以中性粒细胞为主；脑脊液中白细胞数多正常或升高不明显。

2. 生化检查正常；致病菌可以从血中分离出来，脑脊液中细菌培养很少呈阳性。上矢状窦血栓形成者，当脑膜炎为其主要来源时，可出现相应的脑脊液改变；其他来源者这种改变不明显，仅有中度蛋白水平升高，而脑脊液黄变，葡萄糖正常。

【辅助检查】

1. X线平片检查 多无帮助，偶见鼻窦感染、颅内压增高、颅骨骨折及颅骨骨髓炎的表现。

2. CT扫描 为首选的放射学检查方法，其不仅能确定诊断，还有助于鉴别硬脑膜静脉窦血栓形成与脑膜炎、脑脓肿、硬脑膜下积脓、自发性蛛网膜下腔出血、大脑炎、硬脑膜下血肿。

3. MRI检查 MRI对静脉窦血栓形成非常敏感，可以观察到本病的早期症状。在急性血栓形成时，原静脉窦内的血液被新鲜血栓替代。MRI 还可显示眶内局灶性或弥漫性异常信号区及海绵窦血栓形成时的继发性眼上静脉血栓性静脉炎。另外，MRI 血管造影对证明硬脑膜静脉窦血栓形成具有潜在的应用价值。

【治疗与预后】

海绵窦血栓形成患者的成功处理取决于及时的诊断治疗，合理使用抗生素及相应的手术治疗。必要时进行乳突根治术，应探查侧窦，刮除窦周围肉芽组织及坏死、化脓的物质。

【预防】

1. 及时准确控制原发感染，如尽早处理面部及其周围的感染病灶，勿挤压面部疖肿，以防感染蔓延扩散，积极控制加重感染的高危因素如高血糖等。

2. 早期处理面部及其周围的感染病灶，阻止其扩散四周，要改掉抠鼻子、拔鼻毛、挤压面部皮脂腺的不良习惯。

3. 积极治疗鼻腔疾病、面部痈疖、毛囊炎等感染性疾病；避免有害灰尘的刺激；酒渣鼻及痤疮患者，避免用未清洁的手抓挠患部，以免引起感染。

4. 如患有糖尿病，应注意控制好血糖，以避免面部感染病症加重或复发。

第 2 节　颈部

案例 1

患者为一名 58 岁的男性，近 6 个月来在右颈部发现一无痛性肿物。近两周，该肿物逐渐增大，大小约 8.5cm×6.7cm，且患者出现了吞咽困难、发音困难和喘鸣的症状。在体格检查时，患者的心率维持在 79 次/分钟，血压 110/80mmHg。触及的肿块边界清晰，但表面略显粗糙，无压痛感，且能随吞咽动作上下移动。此外，在同侧颈部可触及一个大小约 1.5cm×2.5cm、质地较硬的淋巴结。患者既往身体健康，无其他疾病史。

▶ **问题 1**

1. 此患者可能患有何种疾病？
2. 为明确诊断，需进一步进行何种检查？

【讨论分析】

根据患者上述症状分析，考虑甲状腺肿瘤、甲状腺肿等占位性疾病，应该进行甲状腺功能、甲状腺相关抗体和甲状腺彩超检查，以及甲状腺核素显像、甲状腺穿刺活检。

【检查结果】

1. B 超提示右侧甲状腺肿块为实质性单发结节伴有微小钙化。
2. 核素扫描为冷结节。
3. B 超引导下行细针穿刺活检提示为甲状腺乳头状癌。

问题 2

根据上述结果，请思考以下问题：
1. 此患者患有何种疾病？如何进行鉴别诊断？
2. 此肿块可能与什么结构相连？为什么它能随吞咽上下移动？
3. 什么原因引起吞咽困难？
4. 为什么出现喘鸣？
5. 对此患者应当采取何种治疗手段？

【讨论分析】

1. 根据患者的情况，初步怀疑患有甲状腺肿瘤，特别是右侧甲状腺的恶性肿瘤。同时还应排除颈部其他肿块的可能性，如颈部淋巴结转移癌、颈部淋巴结核等。

2. 此肿块很可能与甲状腺相连。甲状腺位于颈部前方，与甲状软骨相连，其位置使得它在吞咽时能够随喉部上下移动。因此，当甲状腺出现肿块时，这些肿块也会随吞咽动作而上下移动。

3. 吞咽困难可能是由甲状腺肿瘤压迫或侵犯食管导致的。随着肿瘤的不断增大，它可能会压迫或侵犯食管，导致食管狭窄，从而影响食物的通过，引起吞咽困难。

4. 喘鸣的出现可能是由于甲状腺肿瘤压迫或侵犯喉返神经或气管。当肿瘤增大并压迫或侵犯这些结构时，可能会导致声带功能受损或气管狭窄，从而影响呼吸，引起喘鸣。

5. 患者确诊为甲状腺恶性肿瘤，应尽早采取手术治疗，切除肿瘤及部分或全部甲状腺。术后可能还需根据病理结果和患者情况，采取放射治疗、化学治疗等综合治疗手段。

问题 3

1. 手术中需要结扎哪些血管？注意勿伤及哪些结构？
2. 若术后出现声音调低或饮水呛咳，是何原因？应如何预防？
3. 若术后出现声音嘶哑，损伤了何种神经？应如何避免？
4. 术后出现手足抽搐是何原因引起的？应如何预防？

【讨论分析】

1. 在甲状腺手术中，需要结扎的主要血管包括甲状腺上动脉、甲状腺下动脉（图 1-3）以及甲状腺中静脉。这些血管是甲状腺血液供应的主要来源，结扎它们有助于控制手术中的出血。然而，在结扎这些血管时，必须格外小心，避免损伤周围的重要结构，特别是喉返神经、喉上神经和甲状旁腺。喉返神经负责控制声带运动，损伤后可能导致声音嘶哑或失声；

喉上神经则与咽部的感觉和运动功能有关，损伤后可能导致饮水呛咳或吞咽困难；甲状旁腺则负责调节血钙水平，损伤后可能导致低钙血症，表现为手足抽搐等症状。

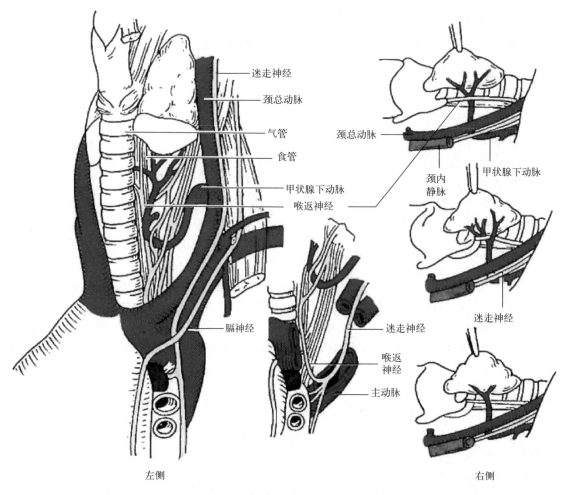

图 1-3 甲状腺周围神经和血管分布

2. 若术后出现声音调低或饮水呛咳，这可能是由于喉上神经受损所致。喉上神经分为内支和外支，内支损伤会导致喉部黏膜感觉丧失，饮水时容易误咽发生呛咳；外支损伤则会使环甲肌瘫痪，声带松弛，音调降低。为预防这种情况，术中应仔细辨认喉上神经，避免误伤。同时，术后还应密切观察患者的声音和吞咽功能，及时发现并处理可能的神经损伤。

3. 若术后出现声音嘶哑，通常是由于喉返神经受损引起的。喉返神经是控制声带运动的重要神经，一旦受损，就会导致声带运动障碍，从而出现声音嘶哑的症状。为避免喉返神经损伤，术中应充分暴露甲状腺，仔细辨认喉返神经的走行和分支，避免在神经附近使用电刀或过度牵拉等操作。同时，术后也应密切观察患者的声音变化，及时发现并处理可能的神经损伤。

4. 术后出现手足抽搐通常是由于甲状旁腺功能减退引起的。甲状旁腺负责调节血钙水平，当它们受到损伤或血液供应受到影响时，就会导致血钙降低，从而引发手足抽搐等症状。为预防这种情况，术中应仔细辨认并保留甲状旁腺及其血液供应，避免误切或损伤。同时，术后也应密切监测患者的血钙水平，及时补充钙剂和维生素 D，以维持正常的血钙平衡。

案例 2

患儿，男，3 岁。发热、咳嗽伴呼吸困难 2 天，最高体温 39.3℃。在家口服抗生素及止咳药不见好转，而且症状不断加重，并出现呼吸困难，来院急诊。

检查所见，患儿呼吸极度困难，惊恐不安，犬吠样咳嗽，声音嘶哑，鼻翼翕动，口唇发绀，面色苍白，吸气样喉鸣伴三凹征，咽喉红肿，体温 39.3℃，脉搏 112 次/分钟；双肺呼吸音低沉，可听到哮鸣音，心音低钝，心率快。诊断为急性感染性喉炎伴喉梗阻而急症入院。

入院后立即给予吸氧、静脉滴注抗生素及肾上腺皮质激素并对症治疗，但上述症状并未缓解，患儿仍处于极度呼吸困难和严重缺氧状态，随即施行气管切开术。术后患儿病情好转，继续使用抗生素治疗，拔管后痊愈出院。

问题

1. 小儿喉炎引起呼吸困难、喉梗阻的原因是什么？
2. 为何要为患儿施行气管切开术？
3. 气管切开时患儿应取何体位？为什么？
4. 气管切开时应做何切口？需经过哪些层次方可暴露气管？应在什么部位切开气管？
5. 气管切开时应注意避免损伤哪些结构？

【讨论分析】

急性感染性喉炎系由病毒或细菌感染引起，为常见的呼吸道急性感染性疾病之一。常见于 6 个月至 3 岁的婴幼儿，春冬季节多发。

1. 婴幼儿喉在颈部的位置相对较高，且舌根距喉较近，另外小儿喉腔相对狭窄，喉软骨柔软，对呼吸道的支撑能力差，容易使呼吸道在吸气时塌陷。急性感染性喉炎发生时，喉黏膜发生急性弥漫性炎症，造成喉黏膜严重充血、水肿，使呼吸道更加狭窄，加之小儿喉的上述特点，故可引起喉梗阻。

2. 急性感染性喉炎在经药物治疗无好转，而且出现喉梗阻，危及患儿生命时，应尽快实行气管切开术。

气管切开术是将气管颈部前壁切开，插入气管套管，重新建立通畅呼吸道的手术，多为解除严重喉梗阻而行。另外，对于昏迷病人、神经系统病人、外伤等患者引起的下呼吸道分泌物阻塞，也可以进行气管切开术，进行吸引，以解除分泌物的梗阻。所以，气管切开术往往是一项非常紧急的手术，应用广泛，各科医生都应该掌握这一手术。

3. 手术时患者取仰卧位，肩下垫一小枕使头呈后仰位，使气管更加贴近皮肤，便于术中暴露气管。自环状软骨下缘向下至胸骨上窝处沿颈前中线作一正中切口，依次切开皮肤、颈浅筋膜、颈筋膜浅层（包括胸骨上间隙的前、后两层），向两侧分开舌骨下肌群，再切开颈筋膜中层，即气管前筋膜，即可暴露气管。可在第3～4气管软骨环或第5～6气管软骨环处切开气管前壁，插入气管套管，建立新的呼吸通道。

4. 气管切开可分为高位、中位和低位3种。高位切开指在环甲膜处横向切开，或在第1～2气管软骨环切开，称为紧急气管切开术。一般在病人已窒息或甚为紧迫的情况下进行，待病人恢复正常呼吸后改为使用低位切开。中位气管切开指在3～4气管软骨环切开，为临床常用的切开部位。低位气管切开是指在第5～6气管软骨环切开，多为便于施行鼻、咽、喉及口腔等处大手术时而施行。

5. 气管切开时应始终不要偏离中线，避免损伤颈部大血管。由于小儿患者气管细软，误判大血管为气管，引起致命大出血。若难以区别的，可用空针穿刺，如有空气抽出即可确认为气管，反之抽出血则为大血管。另外，在胸骨上间隙内有颈静脉弓，避免损伤出血，必要时可结扎切断。

若进行中位气管切开，应注意分离保护甲状腺峡。若甲状腺峡较窄而位置较低，可将其向下牵拉；若较宽而位置偏高，可将其中部切断结扎，以充分暴露第3～4气管软骨环。

若进行低位气管切开时，分离暴露气管时，勿过于向下分离，以免误伤胸膜顶，引起气胸，尤其幼儿的右侧胸膜顶较高，常突入颈部，易损伤。幼儿因胸腺、左头臂静脉和主动脉弓等结构可高出颈静脉切迹，术中应避免伤及上述结构。

另外，气管切开时应充分考虑气管的毗邻关系，勿伤及周围结构。例如，切开气管时勿将刀尖插入过深，避免损伤食管前壁，造成气管食管瘘，也要避免将气管拉向一侧而切开气管后方的食管。

案例3

患儿，女，2岁。突发窒息，母亲立马动身拍背缓解症状，但不久又开始咳嗽并有呼吸困难。送医院急诊，医生询问小儿咳嗽、呼吸困难前是否吃过什么东西，可能认为与误食花生有关。体格检查：小儿有咳嗽、呼吸困难等呼吸道刺激症状，右胸运动受限。右肺呼吸音减弱。右侧胸中、下部叩诊音为浊音。

影像学报告：胸部CT平扫显示，右肺中、下叶支气管开口处有异物堵塞；右支气管未见明确显示，左支气管显示良好。

支气管镜检查：麻醉后行支气管镜检查支气管，在CT提示的右肺中、下叶支气管处发现异物。经支气管镜将异物钳出，为一粒花生。诊断为右肺中、下叶支气管异物阻塞。

问题

1. 异物为何易进入右主支气管，为何异物阻塞常易造成右肺中、下叶的阻塞？
2. 右肺叶膨胀不全的影像学表现如何？
3. 肺膨胀不全时对心脏、纵隔结构的位置及膈肌运动有何影响？
4. 婴幼儿支气管异物的抢救措施。

【讨论分析】

1. 右主支气管较左主支气管粗而短,男性平均长 2.1cm,女性平均长 1.9cm。右嵴下角男性平均为 21.96°,女性平均为 24.7°,因右支气管走行陡直,经右肺门入右肺。故临床上气管坠入的异物多数进入右主支气管,在施行支气管镜检查或支气管插管时,右主支气管也较易于进入。常见的异物包括果仁、豆粒、果冻、假牙和牙科材料(如牙齿修补材料)。右肺下叶支气管与右主支气管相延续,因此,异物常易阻塞在下叶支气管的近端开口处,该处位于右肺中叶支气管开口的下方,因此异物阻塞常易造成右肺中、下叶的阻塞。

2. 一侧主支气管的完全阻塞,最终会导致该侧整个肺的膨胀不全及塌陷。支气管的完全阻塞导致无气体进入,肺中的气体被肺泡吸收造成肺的无气状态而塌陷。阻塞的肺叶支气管所属的肺叶内的气体被吸收后会引起该肺叶的塌陷。因此,根据阻塞位置的不同,塌陷可发生在整个肺或者肺叶、支气管肺段。常见的右肺中、下叶支气管阻塞,使塌陷的肺组织呈软组织密度。因此,在 X 线片上,塌陷的右中、下肺叶呈现为密度均一的阴影,右侧胸中、下部叩诊音为浊音。而正常肺组织含气则呈透亮度较高的暗区。

3. 由于肺叶内没有气体积聚,造成大面积的肺叶塌陷,而胸壁又是完整的,心脏及纵隔就被推向支气管阻塞侧,且吸气时更明显。此时,正常侧的膈运动正常,而塌陷侧的膈肌运动明显减弱,使右侧膈抬高。

4. 婴幼儿支气管异物的抢救,可以使用婴幼儿的拍背法(图 1-4)。

(1)用手托住孩子下巴,让孩子趴到前臂上用腿做支撑,用右手来拍打后背,拍 5 次。如果异物被咳出,则为急救成功。

(2)如果异物没有咳出,需要换到右手托住后脑,通过左手示指和中指来按压孩子上腹部,按压 5 次,以增加孩子胸腔内压力,将异物咳出。

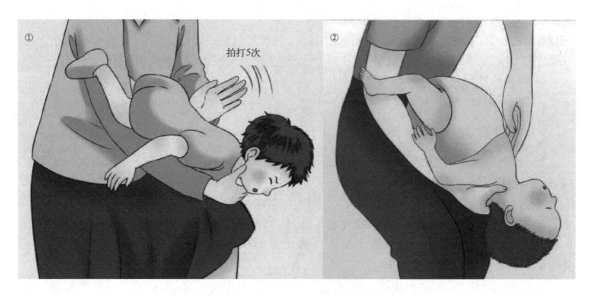

图 1-4　小儿气道异物拍背法示意图

第3节 胸部

案例1

患儿,女,2.5岁。发现心脏杂音1年余。1年多前患儿出生后7天因黄疸在市人民医院住院治疗,其间体检发现心脏杂音,行心脏彩超检查,提示卵圆孔未闭,没有进行治疗,半年后来我院复查心脏彩超,提示"动脉导管未闭(4mm)",患儿平素体质尚好,无其他不适。近半月来,患儿无明显咳嗽、发热,无呕吐、腹泻,无心悸、气促,半月前复查心脏彩超,较上次无明显变化,今为求进一步治疗来诊,以"先天性心脏病动脉导管未闭"收住我科。病后患儿精神、反应、饮食、睡眠可,大小便正常。既往:否认乙肝、结核接触史;否认手术外伤史;否认药物过敏史,无输血史。

体格检查:体温36.7℃,脉搏120次/分,呼吸18次/分,体重11.5kg,神志清楚,反应可,全身皮肤无黄染、发绀、皮疹及出血点,发育可,呼吸平稳,咽无充血,扁桃体不大,颈软,双肺呼吸音稍粗,哭闹时可闻及少许痰鸣音,心音有力,律齐,胸骨左缘第2、3肋间闻及1~2/6级杂音,无传导,腹软不胀,肝脾不大,四肢活动、肌张力正常,神经系统无异常。

门诊资料:心脏彩超,动脉导管未闭(漏斗型)。

初步诊断:先天性心脏病,动脉导管未闭 心功能Ⅰ级

问题

1. 此患儿诊断依据和鉴别是什么?
2. 该疾病的治疗方法有哪些?

【讨论分析】

1. 诊断依据 ①动脉导管未闭(图1-5),患儿自小体检发现心脏杂音,多次心脏彩超提示动脉导管未闭。②体检,胸骨左缘第2肋间闻及1~2/6级杂音,故动脉导管未闭诊断明确,患儿生长发育正常,无气促等临床表现,诊断心功能Ⅰ级。

鉴别诊断 肺动脉狭窄:肺动脉狭窄与动脉导管未闭在超声影像上相似,需注意鉴别,但肺动脉狭窄心脏杂音为收缩期单期杂音,胸片为肺血减少型改变,与动脉导管未闭不同,必要时可行胸片及复查彩超鉴别。

2. 诊疗计划 完善相关检查,血常规、生化、凝血功能、胸部X线、心脏彩超等。择期介入手术矫治心脏畸形。

手术方式 全麻下行介入下左右心导管检查+动脉导管未闭堵闭术。

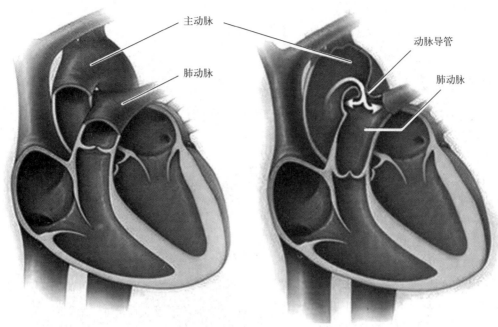

图 1-5 动脉导管未闭示意图

案例 2

患儿,男,2.5岁。主诉:发现心脏杂音2年余。患儿出生后吃奶不顺伴有停顿,学走路后长距离行走感觉呼吸急促,休息片刻能好转;平时容易患急性上呼吸道感染和肺炎。其母亲发现患儿多汗、易乏力,但未见皮肤或口唇青紫;在常规体检时发现"心脏杂音"后入院,诊断为"先天性心脏病(房间隔缺损)"。患儿系第1胎第1产,足月顺产,无窒息抢救史;出生体重为3.3kg,母乳喂养。母亲否认妊娠早期病毒感染、接触放射线或服用药物等病史。

1. **体格检查** 体温36.9℃,脉搏110次/分,呼吸31次/分,血压90/60mmHg,体重14kg,身高90cm,体型瘦小。全身皮肤未见青紫;双肺呼吸音粗,未闻干湿啰音;心前区稍隆起,心尖搏动弥散,心浊音界右缘增宽,心率110次/分,律齐,心音有力,胸骨左缘第2~3肋间可闻及Ⅲ级收缩期喷射状杂音,P2亢进、固定分裂;肝脾肋下未触及。四肢肌力、肌张力正常。

2. **辅助检查** ①胸部X线检查:心外形中度扩大,主动脉结影较小,肺动脉段稍膨隆,心影向右和左右扩大,呈梨形心;两侧肺野充血。②超声心动图:房间隔回声中断,右心内径增大,室间隔活动与左心室后壁同向;彩色多普勒检查可见心房内由左向右穿隔血流。③右心导管检查:右心导管检查发现血氧含量右心房与上腔静脉之比为2.7%,血氧饱和度右心房与上腔静脉之比为13%;导管可由右心房进入左心房;右心房压力、右心室压力和肺动脉压力均正常。④心电图:电轴右偏,aVR导联R/Q>1,提示右心室肥大;不完全性右束支传导阻滞。其他各项指标均显示正常。

> 问题

1. 房间隔缺损需与什么疾病鉴别，鉴别要点是什么？
2. 房间隔缺损常见的并发症有哪些？

【讨论分析】

1. 房间隔缺损（图1-6）需与其他先天性心脏病鉴别。

（1）室间隔缺损 属于左向右分流的先天性心脏病，杂音特点为胸骨左缘第3~4肋间可闻及响亮粗糙的全收缩期杂音，胸部X线片可发现肺动脉段明显突出，左、右心室增大；心电图提示左、右心室肥大；超声心动图提示室间隔中断现象。该患儿杂音位置较高，P2亢进、固定分裂；胸部X线片可见右房、右室增大；心电图提示右心室肥大；超声心动图见房间隔中断，排除室间隔缺损可能。

（2）动脉导管未闭 属于左向右分流的先天性心脏病，杂音特点为胸骨左缘第2肋间可闻及响亮粗糙的连续性机器样杂音，脉压差显著增宽，有周围血管征。胸部X线片可见有主动脉

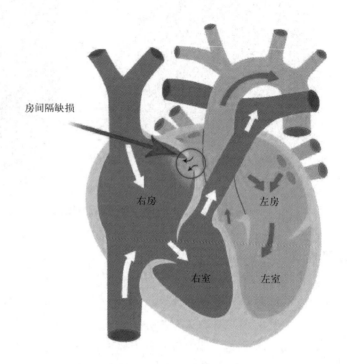

图1-6 房间隔缺损示意图

弓增大等特点；超声心动图可发现左房、左室和主动脉内径增宽。这些表现与该患儿存在显著差异。

（3）肺动脉狭窄 属于无分流的先天性心脏病，杂音特点为肺动脉瓣区可闻及响亮的喷射性全收缩期杂音，P2减低；胸部X线片表现为肺纹理减少、肺野清晰，肺动脉段多平直；超声心动图可见肺动脉瓣于收缩期提前开放（中度以上的肺动脉狭窄）；心导管检查提示肺动脉与右心室收缩压力之间具有阶差的特征。该患儿P2亢进，胸部X线片表现为肺血增多，右心导管未见肺动脉和右心室压力阶差，因此排除肺动脉狭窄。

2. 房间隔缺损常见的并发症有支气管肺炎、充血性心力衰竭及亚急性细菌性心内膜炎等。

第 4 节 腹部

案例 1

患者，男，66 岁，农民。近一年来右侧阴囊内出现肿块。该肿块源于一年前腹部用力后，伴随轻度胀痛感，但经平卧及手挤按后肿块会消失。此后，行走、跑步或进行重体力劳动时，肿块常复发，但休息或用手将肿块向腹部推挤，肿块又会消失。

经过检查，患者右侧阴囊内的肿块质地柔软，触之无痛感，且透光试验呈阴性。在肿块回纳腹腔后，通过阴囊皮肤伸入腹股沟浅环，感觉浅环有所扩大，并在患者咳嗽时指尖受到冲击。进一步地，当用手指紧压腹股沟深环时，患者即使站立或咳嗽，肿块也不再出现。但一旦手指移开，肿块又会从外上方向内下方鼓出。其他检查项目均显示正常。

基于上述病史、临床表现和检查结果，诊断患者为右侧腹股沟斜疝。

▶ 问题

1. 什么是腹股沟疝？如何区别腹股沟斜疝和直疝？
2. 腹股沟斜疝的发生机制是什么？

【讨论分析】

1. 从腹股沟韧带上方的腹股沟区形成的疝称为腹股沟疝（图 1-7）。腹股沟疝分为斜疝和直疝两种。斜疝经过腹壁下动脉外侧的腹股沟管内环突出，向内、下、前斜行，经腹股沟管出腹股沟外环进入阴囊或大阴唇。直疝从腹壁下动脉内侧延续，不经腹股沟管，而通过腹股沟三角从腹股沟管的后壁突出。

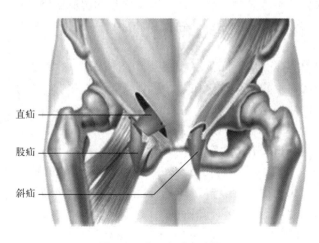

图 1-7 腹股沟疝示意图

2. 腹股沟区是最脆弱的地方。这是由于腹外斜肌在此处移行为较薄的腹外斜肌腱膜，其下方还形成一裂口（浅环）；腹内斜肌与腹横肌下缘均未达到腹股沟韧带的内侧部，致使该区无肌肉覆盖；男性有输精管，女性有子宫圆韧带通过腹股沟管，在此形成潜在性裂隙。另外，站立时，该区承受的压力较平卧位大，故此处易发生疝。腹股沟斜疝的基本症状是在阴囊内或大阴唇处有一肿块，肿块常在站立、行走、咳嗽或劳动时出现，平卧或休息时可回纳消失。若肿块不能回纳而发生嵌顿，将会引发急性肠梗阻、肠管坏死，必须急症处理。

3. 本例患者属重体力劳动者，右侧阴囊内的肿块反复出现，符合腹股沟斜疝的症状，检查所见体征特别是透光试验阴性，完全支持该病的诊断。

案例 2

患者，男，24 岁，自述平时身体健康，7 小时前觉上腹部疼痛，但不甚严重，呈阵发性；3 小时后疼痛转移至右下腹，呈持续性加重，伴恶心呕吐、全身乏力、头痛。检查见患者仰卧位，右下肢屈曲，体温 38.8℃，脉搏 100 次/分，右下腹肌紧张，有压痛，麦氏点压痛明显，轻度反跳痛。白细胞计数为 $18×10^9$/L，中性粒细胞百分率 85%，诊断为急性阑尾炎。

▶ 问题

1. 急性阑尾炎发生转移性腹痛的机制是什么？
2. 急性阑尾炎发生右下腹压痛、反跳痛的原因是什么？
3. 手术切除阑尾时应作何切口？
4. 术中如何寻找阑尾，在何处结扎阑尾动脉？

【讨论分析】

1. 急性阑尾炎最常见的症状是典型的转移性腹痛，腹痛始于上腹部和脐周，数小时后转移并固定于右下腹，并呈持续性疼痛。其原因是阑尾的内脏感觉神经与脐周的躯体感觉神经均传入到第 10、11 胸脊髓节，阑尾炎早期刺激周围感觉神经，从而引起脐周内脏牵扯性疼痛。

2. 数小时后，当阑尾炎发展到化脓、坏疽或穿孔阶段，炎症侵及阑尾附近的壁腹膜而刺激躯体神经时，引起右下腹躯体性疼痛，并出现麦氏点（脐与右髂前上棘连线的中外 1/3 交界点）的压痛和反跳痛等体征。

3. 急性阑尾炎手术取右下腹斜切口（图 1-8），即经脐与右髂前上棘连线的中外 1/3 交界处，并与连线垂直的切口，长 8～10cm，其中 1/3 在连线之上，2/3 在连线之下。

4. 寻找阑尾时，先找到盲肠，再沿 3 条结肠带向盲肠顶端追踪，即可找到阑尾。如按上法找不到阑尾，应考虑阑尾位置异常，如盲肠后位等。找到阑尾后，在阑尾系膜处结扎并切断阑尾血管，切除阑尾后缝合伤处，最后逐层缝合腹壁各层。

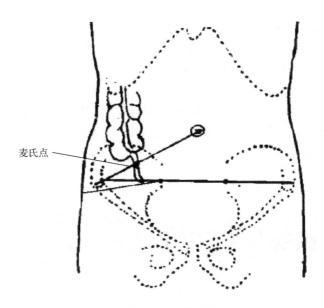

图 1-8 阑尾麦氏点投影示意图

案例 3

患者，男，50 岁，农民。因上腹部突发性剧烈疼痛，伴恶心、呕吐 2 小时急诊入院。患者于 2 年前开始出现嗳气、反酸伴周期性上腹部疼痛，疼痛多在饭后半小时左右出现，持续 1～2 小时后可自行缓解。进食后一小时发病，突然感到上腹部剧烈疼痛，呈刀割样，伴恶心、呕吐，很快感到全腹疼痛。检查见患者取平卧姿态，表情痛苦，面色苍白，出冷汗，肢体发冷，脉搏细速，腹式呼吸减弱，不敢深吸气；腹肌紧张，腹部呈"板状腹"，全腹有压痛和反跳痛，以上腹部明显。X 线检查显示膈下可见半月形游离气体。诊断为胃溃疡并发急性穿孔。

问题

1. 患者为什么出现板状腹、压痛、反跳痛和腹式呼吸减弱？
2. 患者为什么膈下出现游离气体？
3. 若给患者施行胃大部切除术时应结扎哪些动脉？

【讨论分析】

1. 胃溃疡多发生在 40～50 岁之间的男性，多数溃疡好发于胃小弯，亦可发生于贲门附近或胃后壁。其主要症状为上腹痛，可为钝痛、灼痛、胀痛。疼痛常发生于进餐后 0.5～1 小时，在下次进餐前自行缓解。部分病人可只表现上腹隐痛不适、饱胀、厌食、嗳气、反酸等症状。病史时间长。其常见的并发症是出血和急性穿孔。

2. 胃溃疡急性穿孔后，因大量的胃内容物进入腹膜腔引起弥漫性腹膜炎。主要表现为突发性剧烈腹痛、持续加重，疼痛先出现于上腹，后蔓延至全膜。腹肌紧张，呈板状，有压痛和反跳痛。穿孔后，胃肠道内的气体可进入腹腔，产生气腹。站立时作 X 线检查，在膈下可见半月形游离气体阴影。叩诊时肝浊音界缩小或消失。

本例病人至少已有 2 年的胃溃疡病史。本次因饱餐诱发急性穿孔，突发上腹部剧烈刀割样疼痛，引起弥漫性腹膜炎，病人处于休克状态。

3. 对于溃疡病合并急性穿孔的病人，除症状轻，一般情况尚好的单纯性、较小的空腹穿孔可采用非手术治疗外，一般应尽早进行手术治疗。手术可采用单纯穿孔缝合术和彻底性手术——胃大部切除术。实行胃大部切除术时应沿胃小弯分离结扎胃右血管、胃左血管；沿胃大弯分离结扎胃网膜右动脉和胃网膜左动脉。

第 5 节　盆部及会阴

案例 1

患者，男，42 岁，建筑工人。工作时不慎从脚手架上摔下，骑跨在横梁上。感会阴部疼痛，急送至医院救治。检查发现，阴囊肿胀变色，触痛明显，并出现血尿。临床诊断：尿道挫伤。

问题

1. 尿道损伤的可能部位。
2. 男性尿道不同部位损伤的临床表现差异及解剖学基础。

【讨论分析】

1. 外伤导致该男子尿道海绵体球部破裂，带血的尿液外渗至会阴浅隙，并向下进入阴囊，致阴囊肿胀变色，同时出现血尿。

2. 男性尿道（图 1-9）分为前列腺部、膜部和海绵体部三部分。老年性前列腺肥大，可致尿道前列腺部狭窄，造成排尿困难；尿道膜部穿经尿生殖膈，在此处，尿生殖膈上、下筋膜周边融合形成密闭的会阴深隙，该部损

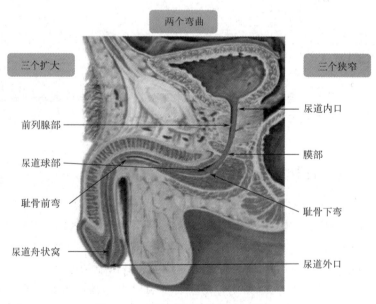

图 1-9　男性尿道解剖结构示意图

伤，尿液仅外渗至会阴浅隙；尿道球部位于会阴浅隙内，球部损伤破裂，尿液可渗入会阴浅隙，再进一步渗入阴囊、阴茎，并越过耻骨联合扩散到腹前壁下部，形成较广泛的尿外渗。

> **案例 2**
>
> 患者，女，28岁。因突然出现下腹痛，反复发作2小时就诊。患者已婚3年，停经6周，有时伴有厌食、恶心等。今天下午突然下腹痛，反复发作，伴有恶心、呕吐、肛门下坠等不适，无里急后重的感觉。患者曾有过2次人工流产手术史。体检时见患者面色苍白，出冷汗，四肢发冷，阴道有少量出血，阴道穹隆饱满，穿刺见血液。下腹有压痛，无反跳痛，腹肌强直、收缩不明显。诊断子宫外孕（输卵管妊娠）破裂。

▶ 问题

1. 子宫外孕（输卵管妊娠）发生的机制是什么？
2. 如何与急性阑尾炎鉴别？
3. 手术中如何寻找输卵管？

【分析讨论】

1. 子宫外孕又称异位妊娠（图1-10），是指受精卵在子宫以外地方发育。异位妊娠包括输卵管妊娠、腹腔妊娠和卵巢妊娠。输卵管妊娠最为多见，常见于壶腹部，其次是峡部。病人有妊娠的一些症状和体征，如厌食、恶心，停经、乳房渐大，自觉乳房轻度胀痛及乳头疼痛。异位妊娠有两种结果：一是流产；二是更为严重的输卵管破裂，继发大量出血，造成病人失血性休克。

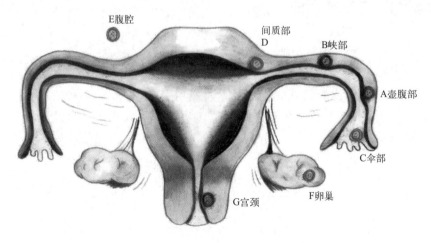

图1-10 子宫外孕常见位置

2. 异位妊娠主要有以下几方面原因。
（1）慢性输卵管炎　炎症使输卵管内膜粘连，导致管腔狭窄，管壁蠕动减弱，使卵子可以进到输卵管内受精,受精卵却因狭窄难以回到原位。

(2) 输卵管发育不良、畸形,子宫内膜异位以及结扎后再通,使受精卵运行受到阻碍,导致受精卵停留在输卵管内发育。

(3) 盆腔肿瘤压迫或牵引,使输卵管移位或变形,阻碍受精卵通过。

(4) 受精卵外游　受精卵在一侧输卵管受精后,沿着伞端能游到对侧输卵管,由于时间延长,尚未走到子宫腔内就具备了着床能力而形成异位妊娠。受精卵在输卵管(或其他部位)不断生长发育,绒毛侵蚀穿透肌层及浆膜,导致管壁破裂而大量出血,引起失血性休克,危及病人的生命。因此,子宫外孕(输卵管妊娠)破裂是妇科常见的急腹症。

3. 鉴别诊断　异位妊娠破裂最主要的症状是下腹痛,伴有恶心、呕吐,症状与急性阑尾炎相似,尤其是卵巢妊娠破裂发生于右侧较多,极易误诊为急性阑尾炎。因此,要注意宫外孕与阑尾炎的鉴别诊断。

急性阑尾炎起病常为上腹部痛或满腹痛,渐局限于麦氏点(McBurney point),恶心、呕吐较突出,压痛、反跳痛及腹肌强直均较明显,无内出血症状和无移动性浊音。异位妊娠破裂多数病人在发病前有短暂的停经史,大多6周左右。腹痛常为突发性下腹一侧有撕裂样或阵发性疼痛,并伴有恶心、呕吐。阴道出血,多为点滴状,深褐色,量少,不大于月经量。由于血管破裂病人有失血性休克的症状,表现为头晕、面色苍白、脉细、血压下降、冷汗淋漓等现象。

4. 手术过程　输卵管妊娠破裂的患者应在积极对症治疗的同时尽快进行患侧输卵管切除。手术可采用下腹正中切口或下腹横切口。下腹正中切口自脐下至耻骨联合上缘,纵行切开皮肤、浅筋膜、深筋膜、白线、腹横筋膜、腹膜外筋膜和腹膜壁层进入腹膜腔。输卵管位于子宫阔韧带的上缘内,连于子宫底的两侧,可自子宫底的外侧向外沿子宫阔韧带上缘寻找输卵管,探查破裂部位。输卵管伞是确认输卵管的标志。

第6节　脊柱区

案例 1

患者,男,45岁,建筑民工。不小心从高处摔落,臀部着地摔伤。急送医院就诊。CT检查见第9胸椎压缩骨折,脊髓受压。局部明显压痛,双下肢瘫痪,感觉丧失。诊断:胸腰段脊柱脊髓损伤。

▶ **问题**

1. 该患者损伤的是第9胸椎,该区的脊柱有什么特点?
2. 该患者可能损伤哪个脊髓节段?
3. 患者还将出现哪些症状和体征?

【讨论分析】

1. 胸段和腰段脊柱的解剖结构各有特点，胸段脊柱活动度较小。而腰椎活动范围大，可作广泛的屈伸、侧屈、旋转运动。

胸腰段脊柱是较稳定的胸段脊柱向较活动的腰段脊柱的转换点，是腰区和胸区的过渡区，同时也是胸椎的冠状关节突关节向腰椎的矢状关节突关节的移行处。研究表明，上述这些因素使得胸腰段脊柱容易遭受异常负荷的损伤，因此胸腰段脊柱损伤较为常见。

2. 成人脊髓节段与椎骨椎体有以下对应关系：脊髓颈1~4节段与同序数椎体相对应；颈5~8和胸1~4脊髓节段与同序数椎体的上一个相对应；胸5~8脊髓节段与同序数椎体的上二个相对应；胸9~12脊髓节段与同序数椎体的上三个相对应；腰1~5脊髓节段与第10~11胸椎体相对应；骶1~5脊髓和尾1节段与第12胸椎和第1腰椎体相对应。

3. 该患者损伤了第9胸椎，对应损伤的可能是6个腰脊髓节段中的下位数个。

该患者属脊髓横断性损伤，除了一般性浅感觉丧失以外，由于薄束和楔束的损伤，还将出现深感觉障碍。

损伤早期：患者出现运动传导通路的下位神经元瘫痪体征，如下肢肌的弛缓性瘫痪、肌张力低，生理性腱反射和病理性反射均消失。

转慢性后：将成为上位神经元瘫痪，出现肌张力增强、腱反射亢进等体征，并出现病理反射。

案例2

患者，男，40岁。搬重物时，突感腰部剧烈疼痛，腰部疼痛不堪，被急速送院就诊。患者自诉近年来曾多次出现腰部僵直性疼痛，弯腰或搬举重物时加重。此次疼痛尤为剧烈，当时感觉脊柱下部有"弹响"，疼痛向右侧大腿和小腿后面延伸；右侧小腿外侧、足和小趾麻木。

检查见患者腰部弯向右侧，第5腰椎下方有明显压痛，疼痛明显见于右下肢伸直，右大腿沿坐骨神经有压痛。CT检查显示腰5~骶1椎间盘突出。

▶ 问题

1. 什么是椎间盘突出？
2. 哪些部位的椎间盘易发生突出？主要症状是什么？为什么？

【讨论分析】

1. 椎间盘位于相邻椎骨间隙，由纤维环、髓核构成。椎间盘具有联结椎骨、吸收压力、提供弹性、减小震荡等功能。椎间盘可因变性出现纤维环破裂，髓核突出至椎管或椎间孔，刺激或压迫脊神经根，引起一系列临床症状，形成椎间盘突出症。

2. 脊柱颈区和腰区的椎间盘相对较厚，颈部和腰部的活动范围较大，因此椎间盘突出常发生在颈部或腰部。颈部尤以颈5~6和颈6~7椎体间的椎间盘突出为多见。腰部椎间盘突出则多见于第4~5腰椎和第5腰椎与骶骨之间的椎间盘。

椎间盘突出的患者常处于强迫性脊柱侧弯体位，该体位可以减轻疼痛。当椎间盘突出从内侧压迫脊神经根时，脊柱弯向患侧；若椎间盘突出从外侧压迫脊神经根时，脊柱就可能弯向健侧。有的患者则会出现左右交替性脊柱侧弯现象，其原因可能是突出的椎间盘压迫了脊神经根。此时无论脊柱向何方侧弯曲，均可缓解对脊神经根的压迫。

该患者的腰部弯向右侧，说明突出的椎间盘从内侧压迫了腰神经根。

第7节 上肢

案例

患儿，女，5岁。两小时前跳动中向前跌倒。摔倒后小孩哭闹。诉右肘部痛，右上肢活动困难。遂来急诊就医。体格检查：合作良好。右肘向后突出处于半屈曲位。肘部肿胀、畸形，局部压痛明显，有纵向叩击痛，肘前方可及骨折近端，肘后三角关系正常。患儿右侧拇指对掌功能障碍，右手桡侧半感觉障碍，右手示指、中指远节感觉消失，右手拇指和示指、中指屈曲功能障碍，右桡动脉搏动减弱。

右肘侧位 X 线见下图（图 1-11）。诊断为肱骨髁上骨折。

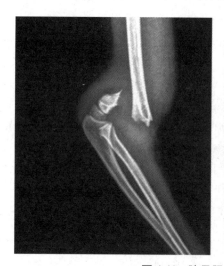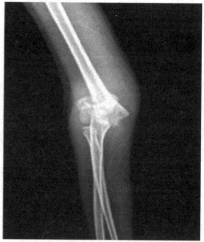

图 1-11 肱骨髁上骨折示意图

问题

1. 请问上述案例包含有哪些重要的症状及体征？
2. 分析这些症状的可能的病因。
3. 初步诊断？鉴别诊断？

【讨论分析】

1. 症状和体征

（1）症状　患儿两小时前跳动中向前跌倒后哭闹，诉右肘部痛；右上肢活动困难。

（2）体征　肘部肿胀、畸形，局部压痛明显。肘部有纵向扣击痛。肘后三角关系正常（这一体征通常用于排除肘关节脱位）。右侧拇指对掌功能障碍。右手桡侧半感觉障碍。右手示指、中指远节感觉消失。右手拇指和示指、中指屈曲功能障碍。右桡动脉搏动减弱。

2. 患儿跌倒时，手掌着地，暴力经前臂向上传递，身体向前倾，由上向下产生剪式应力，使肱骨干与肱骨髁交界处发生骨折。通常是近折端向前下移位，远折端向上移位。肱骨髁的内、前方，有肱动脉、正中神经经过，内侧有尺神经，外侧有桡神经，均可因肱骨髁上骨折的侧方移位而受到损伤。

3. 初步诊断和鉴别诊断

（1）初步诊断　右肱骨髁上骨折。诊断依据：

① 好发年龄（肱骨髁上骨折多发生于10岁以下儿童）。

② 典型受伤机制（间接暴力）：患儿有手着地受伤史。

③ 局部压痛及轴向挤压痛，并触及骨折近端。

④ 肘后三角关系正常。

（2）鉴别诊断　肘关节后脱位：青少年为主要人群。当跌倒时手掌着地，肘关节完全伸展，前臂旋后位，人体重力导致肘关节过深压迫，尺骨鹰嘴的顶端猛烈冲击肱骨下端的鹰嘴窝，即形成力的支点。外力继续加强，引起附着于喙突的肱前肌和肘关节囊的前侧部分撕裂，则造成尺骨鹰嘴向后移位，而肱骨下端向前移位的肘关节后脱位。由于构成肘关节的肱骨下端内外髁部宽而厚，前后又扁薄，侧方韧带固定加强，但如发生侧后脱位，很容易发生内、外上髁撕脱骨折。临床表现：肘关节肿痛，关节置于半屈曲状，伸屈活动受限。如肘后脱位，则肘后方空虚，鹰嘴部向后明显突出。该患儿肘后三角关系正常，故可排除该诊断。

进一步检查：右肘正侧位X线片。明确诊断，了解骨折线的位置和骨折移位情况。

第8节　下肢

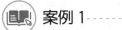

案例1

患者，女，56岁。在下肢外伤后曾在一诊所由护士在臀部肌内注射抗生素进行治疗。2周前，患者左腿感无力，有种麻木感及刺痛感向下放射到左小腿的前面、外侧面及足背部、足趾，行走时左足常踢到地。检查时发现，左小腿前外侧面及足背部、足趾皮肤感觉缺失，足跖屈和内翻，出现明显足下垂，左踝关节背屈及足外翻的肌肉张力弱，足趾不能伸直。

问题

1. 用你所学的解剖学知识解释该患者的体征和症状。
2. 臀部肌内注射时应该注意些什么？

【讨论分析】

1. 臀部肌内注射是重要的给药途径，近年来有关臀部肌内注射引起坐骨神经损伤的发病率有所提升。由于护士在臀部肌内注射时注射位置错误，造成患者左侧坐骨神经损伤。询问病情时证实护士进针部位恰在坐骨神经的行径上，并出现且在同一侧臀部同一部位连续注射多次的情况。

坐骨神经（L5~S3）为全身最粗大的神经，主干呈扁索状，一般在梨状肌下孔出骨盆后，在臀大肌深面弓形下行，经大转子与坐骨结节之间的中点稍靠内侧向下至股后区，于股二头肌深面沿大腿中线下行，至腘窝上方分为胫神经和腓总神经。有关数据显示，坐骨神经系统异变占大多数，坐骨神经以总干经梨状肌下孔出盆者占66.3%，为常见型（日本为67.1%；欧美人85.1%，显著高于中国人）；有的在盆内已分为胫神经和腓总神经两支，胫神经经梨状肌下孔，腓总神经则穿梨状肌出盆，占27.3%。此外，还有坐骨神经总干经梨状肌上孔或穿梨状肌出盆；胫神经穿梨状肌，腓总神经经梨状肌上孔出盆；胫神经和腓总神经分别由梨状肌下孔和上孔出盆；或是骶神经丛穿梨状肌出盆后，在臀部再分出坐骨神经等。也有报道有15%的情况是坐骨神经的分支腓总神经经梨状肌上方或穿过梨状肌进入臀部，有这样的变异时，可增加该分支受损的概率。

从本例体征看其仅累及了腓总神经，可能注射损伤了腓总神经或坐骨神经束内腓总神经的部分L4~S2纤维束。坐骨神经损伤中，最容易累及腓总神经，一是因坐骨神经有轻度旋转，在盆内分为胫神经和腓总神经情况下，腓总神经位置较浅并靠外上侧；二是组织学证据表明，腓总神经的纤维束较胫神经粗，数量少，且包绕它的结缔组织较少。

左小腿前外侧面及足背部、足趾皮肤感觉缺失主要是损伤到腓浅神经和腓外皮神经；腓深神经支配足的背屈肌和伸趾肌，腓浅神经支配主要导致足外翻的腓骨长、短肌，其损伤出现小腿前、外侧群肌肉部分瘫痪，由于足跖屈和内翻失去拮抗，出现明显足下垂，不能伸趾，行走时呈"跨阈步态"（病人用力，导致髋、膝关节高度屈曲以提高下肢抬起足尖，才能行走），长期便会出现足畸形——"马蹄内翻足"。

2. 肌内注射可有效促进药物长时间吸收。臀部因有血液供应丰富的肥厚的臀肌，使其成为肌内注射的常用部位。由于臀部深面覆盖着坐骨神经，而坐骨神经在臀部行程的体表投影为自髂后上棘至坐骨结节连线上、中1/3交点至坐骨结节与大转子连线中点的抛物线。因此，臀部肌内注射的部位应为外上1/4象限，根据注入部位是在该象限的下内部或上外部，药液相应地注入臀大肌或臀小肌。注射针应避免朝向下向内注射而损伤坐骨神经；注射时下肢取旋内位较为适当；当需每天注射多次，持续时间长时，频繁更换另侧臀部注射，或改变注射点。

另外，股部或臀部火器伤也多引起坐骨神经损伤，有时髋关节脱位和骨盆骨折亦可合并坐骨神经损伤。坐骨神经完全断裂时，膝以下肌肉全部瘫痪，膝关节不能屈。如为其分支损伤，则腓总神经损伤引起的瘫痪轻，而胫神经损伤引起的瘫痪严重；膝以下除隐神经管理的小腿内侧及内踝处外，感觉均消失。

案例 2

患者男性，63 岁，退休工人，退休前职业为码头搬运工。因"右侧足底麻木、行走困难半月余"就诊。自诉年轻时右踝部曾受外伤，经自行贴敷药膏数周后痊愈。此后数十年行走、工作均无碍，受凉和换季时偶有疼痛发作。约半年前开始，足底及足趾时而出现烧灼性痛或麻木感，近半月余麻木感明显加重、行走困难。检查：患者侧踝部外观及 X 线片均无明显异常。在内踝与跟骨内侧面之间处按压出现明显压痛，且向足底放射。与对侧比较，患侧足跟内侧、足底及足趾皮肤感觉明显减退。诊断：踝管综合征。

问题

1. 根据你所学的解剖学知识，解释导致踝管综合征的原因是什么？
2. 为什么内踝与跟骨内侧面之间处的压痛会向足底放射？

【讨论分析】

1. 患者退休前职业为码头搬运工、青年时曾有右踝部外伤史，近半年出现足底及足趾烧灼性痛或麻木感，且逐渐加重以致行走困难。检查示内踝与跟骨内侧面之间处有压痛，并向足底放射。患侧足跟内侧、足底及足趾皮肤感觉明显减退。X 线检查排除了上述现象为新近骨损伤所致。上述诊断均为踝管综合征提供了可靠依据和佐证。

2. 踝管（图 1-12）是小腿后区与足底组成的一个狭窄通道，由屈肌支持带与跟骨内侧面及内踝共同围成，其内通过的结构有胫骨后肌腱及其腱鞘、趾长屈肌腱及其腱鞘、胫后动、静脉和胫神经以及长屈肌腱及其腱鞘。当某种原因（如跟骨畸形、腱鞘囊肿、局部陈旧性或疲劳性损伤导致慢性纤维增生等）使踝管通道变狭窄时，有可能压迫踝管内容物，导致踝管综合征。

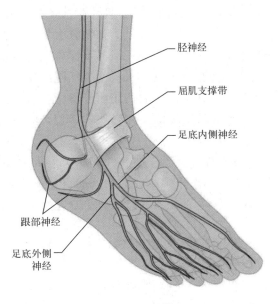

图 1-12　踝管

胫神经途经踝管时分为足底内侧和足底外侧神经,后者分布于足底及足趾。故胫神经压迫症状(如足跟内侧、足底及足趾出现烧灼性痛、麻木和皮肤感觉减退等)是踝管综合征的典型表现。检查时患者观察到跟骨与内踝之间处压痛向足底部放射,这也是胫神经在踝管受压的典型体征。

第9节　消化腺

案例1

患者,男性,41。因"朋友聚餐,暴饮暴食后,当晚12时因急性左上腹痛"急诊住院。入院查体:该患者面黄,脘肋如刀割针刺样疼痛,体温38.3℃,腹软,左上腹压痛,无肌紧张。当晚实验室检查,血、尿淀粉酶均有增高现象,CT扫描线提示胰腺体积增大。提示急性胰腺炎。

问题

1. 此病的诱因有哪些?
2. 血、尿淀粉酶的增高说明了什么?

【讨论分析】

1. 急性胰腺炎　急性胰腺炎是常见的急腹症之一,导致的病因有多种(胆道疾病、大量饮酒或暴饮暴食),引起胰腺组织自身消化的急性化学性炎症表现,有时会感染其他部位。胰腺炎轻症者胰腺呈现局限或弥漫性水肿、变硬、被膜张力增高,表面充血。显微镜下可见腺泡、间质水肿,炎性细胞浸润,散在出血坏死灶。重症者表现为胰腺高度充血水肿,呈深红、紫黑色。胰腺组织内有大片出血坏死灶、大量的炎细胞浸润。若继发感染可见脓肿,导致胰腺周围可出现坏死,形成皂化斑(系为胰脂肪酶分解脂肪为脂肪酸和甘油,脂肪酸与血中钙结合成此斑)。腹腔内有浑浊恶臭液体,含有大量胰酶,吸收入血后各种酶含量增高,具有诊断意义。

2. 因为胰腺细胞内含有淀粉酶,所以一般急性胰腺炎病人大部分可查出血、尿淀粉酶升高,但也有约10%的病人在整个病程中血清淀粉酶始终正常。重症者发病凶险,并发休克、腹膜炎、败血症等,死亡率高,甚至可在发病数小时内死亡。

案例2

患者,女性,43岁。反酸、嗳气、上腹部疼痛1个月。体格检查:贫血面容,剑突下压痛,可触及2cm×3cm包块,肠鸣音减弱。胃镜检查:胃体部2.4cm×2.4cm巨大溃疡。肝胆胰腹膜后 B 超发现肝门及腹膜后淋巴结肿大。实验室检查：CEA（癌胚抗原）增高。手术后病理检查：低分化腺癌，T2N2M0 三型胃癌。

▶ 问题

1. 消化管肿瘤的大小、浸润深度和转移范围的临床意义是什么？
2. TNM 分型的组织学基础是什么？

【讨论分析】

临床上将肿瘤的大小、浸润深度和转移范围作为肿瘤病理分型分期、治疗方案的选择、判断预后的重要指标。消化管肿瘤在 4cm 以下预后较好。病变局限于黏膜及黏膜下层，5 年以下生存率 90% 以上；侵犯肌层 5 年生存率约 70%；侵犯浆膜下与浆膜者，5 年生存率 20%；侵犯浆膜邻近组织者，5 年生存率仅 5%。

本病例病理分期法使用的是以原发灶的浸润深度和转移范围为主要指标 TNM 法。T：深度。T1：浸润至黏膜或黏膜下。T2：浸润肌层或浆膜下。T3：穿透浆膜层。T4：侵及邻近的组织器官。N：局部淋巴结转移。N0：无淋巴结转移。N1：距肿瘤边缘 3cm 以内的淋巴结转移。N2：距肿瘤边缘 3cm 以外的胃周围淋巴结转移。M：远处转移。M0：无远处转移。M1：有远处转移。

第 10 节 男性生殖系统

案例 1

患者，男性，13 岁，初中生。患流行性腮腺炎 3 天后，单侧睾丸肿痛，并向同侧腹股沟、下腹部放射。体格检查：体温 38.9℃，患侧阴囊皮肤红肿，睾丸肿大，张力高，有明显的触痛。初步诊断为流行性腮腺炎性睾丸炎。经抗菌消炎治疗 7 天，症状基本消失后出院。

▶ 问题

1. 该患者睾丸的哪些结构发生变化能够引起以上症状？
2. 结合所学组织学知识，你认为病情严重者会发生哪些后续变化？

【讨论分析】

1. 流行性腮腺炎性睾丸炎：流行性腮腺炎性睾丸炎是病毒性睾丸炎最常见的类型之一，其组织结构的主要改变为：睾丸弥漫性肿大，间质水肿，中性粒细胞、淋巴细胞和组织细胞浸润，生精小管扩张，腔内炎细胞增多。

2. 严重者生精细胞脱落、变性，生精功能消失。治疗主要是抗菌、对症、局部减痛治疗，病情严重发生脓肿者行手术治疗。

案例 2

患者，男性，70 岁。病史：排尿困难 5 年，不能自行排尿 2 个月，患者自 5 年前出现排尿困难、尿等待、尿线细、尿滴沥。近两个月出现不能排尿，多次留置导尿管。体格检查：血压 135/75mmHg，心肺无特殊，双肾未扪及，肾区无叩击痛，前列腺指诊Ⅲ°肿大，质硬，压痛（＋），中央沟消失。前列腺、双肾、输尿管、膀胱 B 超示：前列腺大小为 6.3cm×6.2cm×6.5cm，呈球形，突入膀胱 2.9cm×5.8cm×4.9cm，膀胱排尿后 3.6cm×4.9cm×5.6cm，左肾中度积水，左输尿管扩张。初步诊断为良性前列腺增生症。择日手术治疗，术后恢复良好，10 天后出院。

问题

请结合所学知识，你认为前列腺的哪些结构发生了何种变化，会引起以上症状？

【讨论分析】

良性前列腺增生症（图 1-13）　良性前列腺增生症（又称前列腺肥大）是老年男性常见病，男性自 35 岁以上前列腺可有不同程度的增生，50 岁以后开始出现临床症状。良性前腺增生开始于围绕尿道精阜部位的腺体（内带）。显微镜下观察，增生的部位主要是由上皮、结缔组织、平滑肌的结节构成。增大的腺体向两侧和向膀胱内突出，可陆续引起尿频、排尿困难，腺体压迫明显引起梗阻者可引起尿潴留。治疗主要是药物治疗加手术治疗。

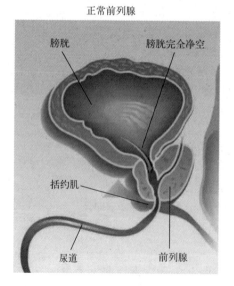

图 1-13　前列腺肥大前后对比图

第11节　女性生殖系统

案例 1

患者，女性，53岁。因"咳嗽后尿液不自主漏出1年，加重2月"而入院。患者自诉1年前开始咳嗽、大笑、跑步等运动时漏尿，发病前无手术、外伤等诱因，未就诊。患者无尿频尿急尿痛，无排尿困难，无夜尿增多。近2个月，尿液外漏明显加重，快步行走时尿液明显漏出，使用卫生巾防漏。发病以来，患者食欲、睡眠、大便均正常，体重无明显变化。患者已绝经1年，无阴道出血，无阴道分泌物异常。患者身高162cm，体重60kg，血压120/80mmHg，脉搏80次/分。盆腔B超：子宫、双附件未见明显异常。泌尿系B超：左、右肾，输尿管，膀胱未见异常。压力试验：阳性；膀胱容量400mL，残余尿量10mL。诱发试验：阳性。指压试验：阳性。尿流动力学诊断：压力性尿失禁。其他未见异常。

▶ **问题**

1. 压力性尿失禁的发病机制是什么？
2. 压力性尿失禁的临床表现及分度。结合案例，患者属于哪种程度的尿失禁？

【讨论分析】

研究显示，17~79岁女性尿失禁发病率为9%~72%，其中压力性尿失禁最常见，占50%左右，大部分患者因感羞耻不愿就医，严重影响女性患者生活质量，由此引发其他心理疾病，夫妻性生活不和谐，影响人际交往。因此压力性尿失禁也被称为"社交癌"。

压力性尿失禁从病因学方面可分为两类，一类为解剖型压力性尿失禁，占90%以上，其发病机制为盆底组织松弛引起。盆底组织松弛主要原因有妊娠、阴道分娩损伤及绝经后雌激素减低等。压力传导学说认为，泌尿生殖器官正常下，腹内压增加的同时压力会传递到膀胱、膀胱基底部及尿道，健康女性在咳嗽、大笑时增加的腹压传导时会被肛提肌和阴道结缔组织肌肉传导回去。但盆底组织松弛的女性，则容易导致尿道、膀胱连接部的漏斗形成，发生尿失禁。另一类为尿道括约肌障碍型压力性尿失禁，多因发育异常所致。

压力性尿失禁最典型临床表现为腹压增加时不自主溢尿。另外，尿频、尿急、排尿后膀胱胀满感，约80%患者伴有膀胱隆起增大。压力性尿失禁根据主观分为三级：Ⅰ度，尿失禁只发生在剧烈压力下，诸如咳嗽、打喷嚏或剧烈跑动；Ⅱ度，尿失禁只发生在中度压力下，诸如快速运动或者上下楼梯时；Ⅲ度，尿失禁只发生在轻度压力下，诸如站立时。案例中该患者"近2个月，尿液外漏明显加重，快步行走时尿液明显漏出"，属于Ⅱ度压力性尿失禁。

案例 2

患者，男性，18岁。主诉：经量明显增多，经期增长，周期缩短半年，持续阴道流血10余天，头晕、心慌2天。现病史：患者12岁月经初潮，月经周期30~60天不等，经期5~6天，经量不多。近半年出现经量明显增多，伴血块，无腹痛及组织物排出。近两天出现乏力，头晕，活动后心慌就诊。查体：贫血面容，神志清晰，精神尚可，心肺听诊未闻及明显异常。外阴血染，因患者年幼，否认有性生活史，故未行阴道检查。辅助检查：血常规示血红蛋白72g/L；B超：子宫及卵巢正常。

初步诊断：1. 青春期功能失调性子宫出血（简称"青春期功血"）。2. 失血性贫血（中度）。

治疗原则：1. 补血补液，纠正贫血；2. 抗生素预防感染；3. 雌、孕激素周期疗法。

问题

雌、孕激素周期治疗对子宫内膜的影响是什么？

【讨论分析】

1. 青春期功能失调性子宫出血　患者为青春期少女，初潮前两年月经不规律是正常现象，多数患者能逐渐自行调整。青春期女性的卵巢尚未发育成熟，下丘脑—垂体—卵巢之间的协调关系不完善，使卵巢的功能很不稳定；再加上青春期女孩情绪波动大，以及环境、气候的变化和营养不良等因素，常常影响大脑皮层对卵巢功能的调节，就会使卵巢排卵发生障碍，因而不断分泌雌激素。子宫内膜长期受到雌激素作用导致内膜增厚。当月经来潮，雌激素分泌水平急剧下降时，子宫内膜失去激素支持，而脱落出血，且子宫内膜越厚出血就越多，当发生子宫大量出血、出血时间过长、出血量过多或周期紊乱时，即为青春期功血。出血前偶有停经现象。

2. 由于长期大量子宫出血而发生贫血，可出现头晕、无力、食欲不振、心悸、多梦、失眠等症状。一般无痛经史。检查时多有贫血貌，内、外生殖器均正常，可有单侧卵巢或双侧卵巢囊性增大。治疗原则纠正贫血，补充血容量，同时给予雌、孕激素周期疗法，即可治愈。

第12节　呼吸系统

案例 1

患者，男，73岁。因反复咳嗽、咳痰症状20余年，活动后气促6年，一月来更加严重，面部和双下肢水肿5天就诊。患者20年前无明显诱因出现咳嗽、咳痰，痰呈白色黏液状，量较少，在家自行服药。6年前开始出现咳嗽咳痰加重，伴有活动后胸闷、气促，休息后可缓解，偶伴心悸。平时经常服用止咳化痰药和支气管扩张气雾喷剂，症状时重时轻。1个月前感冒后咳嗽咳痰加重，咳黄色脓痰，不易咳出，劳累活动后感胸闷气促，未予处理。5天前出现面部和双下肢水肿，服用"沐舒坦""希克劳"后症状无明显缓解。

体检：体温37.1℃，脉搏80次/分，呼吸16次/分，血压110/75mmHg。神志清楚，口唇轻度发绀，咽无充血。颈软，气管居中，颈静脉轻度充盈。桶状胸，两肺语颤减弱，叩诊呈过清音，呼吸音减弱，左下肺可闻及湿啰音。心脏浊音界偏小，剑突下搏动明显。各瓣膜区未闻及杂音。腹软，肝、脾肋下未触及，移动性浊音阴性。双下肢轻度凹陷性水肿。病理征阴性。

心电图检查结果：肺性P波，右心室肥厚。呼吸功能检查：FEV_1 40%；FEV_1/FVC 51%。动脉血气分析结果：pH 7.37，PaO_2 71.2mmHg，$PaCO_2$ 57.2mmHg。

胸部X线检查结果：两肺纹理增多、紊乱，两肺透亮度增加。

根据目前资料，追问病史：既往有"胃出血"病史，已愈；无药物过敏史。吸烟40余年，每天20支。

问题

诊断和诊断依据有哪些？

【讨论分析】

1. 诊断　慢性阻塞性肺疾病，慢性肺源性心脏病。
2. 依据　①老年男性，发病时间长；②咳嗽、咳痰反复发作，6年来反复活动后气促，加重伴水肿5天；③体征：桶状胸，两肺语颤减弱，叩诊呈过清音，呼吸音减弱，左下肺可闻及湿啰音，剑突下搏动明显，双下肢轻度凹陷性水肿；④胸部X线示肺气肿；⑤心电图检查结果：肺性P波，右心室肥厚增大；⑥动脉血气分析结果示低氧血症、二氧化碳潴留；⑦呼吸功能检查示呼吸功能减退。

案例2

王某，66岁。因"痰中带血1天"门诊就医。近三个月来体重下降明显，有阵发性咳嗽，呈高调金属音，无痰，有时有胸闷和气短。近半月前感左侧胸部隐痛，伴有持续低热。就诊当天咳嗽时咳出少量血性痰，呈鲜红色。发病来无声音嘶哑及咽下困难等。

查体：体温37.1℃，脉搏83次/分，呼吸26次/分，血压135/85mmHg。神志清楚，精神较差，发育正常，体形消瘦，步态正常，全身皮肤均无出现明显淤点，全身浅表淋巴结无肿大。两眼睑无水肿及下垂，结膜无充血，巩膜无黄染，两侧瞳孔等大等圆，对光反射存在。口唇无发绀，伸舌无偏斜。颈部活动自如，颈静脉无怒张，气管位置居中。两侧胸部对称，呼吸运动正常，两侧语颤无明显增强及减弱，叩诊呈清音，两侧呼吸音无明显异常，未闻及干、湿啰音，无胸膜摩擦音。心率82次/分，心律齐，各瓣膜区无杂音。腹部柔软，肝、脾肋下未触及，无移动性浊音。双下肢无水肿。生理反射存在，无病理反射。

门诊 X 线检查：右侧肺内近肺门处有一直径 5cm×5cm 的类圆形阴影，边缘毛糙，有分叶，密度不均。

患病与治疗经过：①就诊当天咳嗽时痰中带血，量少，头昏、心慌、冒冷汗等；②胸部疼痛为时有隐痛，感觉不明显；③发热为低热，37.1℃；④发病以来食欲有所下降，两便无异常；⑤发病 3 个月来未进行处理，没有服药，本次为首次就诊。既往身体较好，无特殊疾病史。

问题

1. 病人最可能的诊断是什么？
2. 还需要进行哪些检查？

【讨论分析】

1. 初步诊断为肺癌。

诊断依据　①老年男性，咳嗽带血就诊，发病约 3 个月；②主要症状：消瘦、咳嗽、胸闷、气短 3 个月，左侧胸痛、低热半月，咯血 1 天；③查体：体温 37.1℃，消瘦，余无明显异常发现；④X 线：右肺内近肺门处有一直径 5cm×5cm 的类圆形阴影，边缘毛糙，有分叶；⑤其他症状等。

2. 需要进行 CT 等影像学检查，有必要可以进行痰脱落细胞或者支气管镜的检查。

本病例 CT 检查结果如图 1-14 所示。

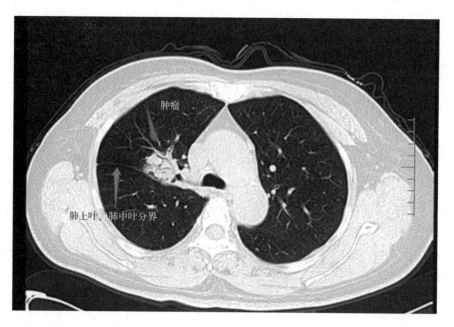

图 1-14　本病例影像图片

【讨论分析】

综合患者的病史、临床表现和 CT 检查结果，初步诊断为肺癌是合理的。肺癌是老年人常见的恶性肿瘤之一，常常表现为咳嗽、痰中带血、胸痛、消瘦等症状。CT 线检查显示的肺部阴影特点也符合肺癌的影像学表现。

然而，为了确诊肺癌并了解病变的具体情况，还需要进行进一步的检查。气管镜检查和痰细胞学检查可以获取病变组织的直接证据，对于病理诊断至关重要。肿瘤标志物检测和全身 PET-CT 检查则有助于评估病情和预测预后。需要注意的是，虽然初步诊断为肺癌，但仍需排除其他可能导致类似症状的疾病，如肺部感染、肺结核等。因此，在进行进一步检查时，应综合考虑各种可能性，并根据检查结果进行综合分析，以得出准确的诊断。

第13节　循环系统

案例 1

男性，66 岁。间断性头晕 14 年，活动后胸闷、气短 1 个月。患者 13 年前因经常头晕，检查发现血压增高：165/101mmHg，此后感头晕时测血压多在 160～170/100～105mmHg 左右，平时有间断服用降压 0 号。最近 1 个月开始出现活动后胸闷、心悸、气短，休息可以缓解。偶有四肢乏力，无发作性头痛和呕吐，二便正常。

既往史：无糖尿病、冠心病史，无药物过敏史。吸烟 24 年，每天 1 包，少量饮酒。父 56 岁时死于高血压病、脑出血。

查体：体温 36.4℃，脉搏 84 次/分，呼吸 19 次/分，血压 165/101mmHg。神志清，巩膜无黄染，口唇无发绀。双肺底可闻及湿啰音。心尖呈抬举性搏动，心界向左下扩大，心率 84 次/分，律齐，心尖部 2/6 级 BSM，A2 亢进，A2＞P2。腹平软，肝、脾肋下未及，腹部未闻及血管杂音。双下肢不肿。

辅助检查：血常规：血红蛋白 138g/L，红细胞计数 6.8×10^9/L，血小板计数 160×10^9/L。尿常规：蛋白（＋）、尿糖（－）；血肌酐 88μmol/L，血尿素氮 7mmol/L，血 K^+ 5.0mmol/L，空腹血糖 5.6mmol/L，总胆固醇 6.1mmol/L。

问题

1. 诊断和诊断依据可能是什么？
2. 一般性治疗原则是什么？

【讨论分析】

1. 诊断

高血压病2级极高危组；高血压心脏病，左室扩大，窦性心律，心功能Ⅱ级；高胆固醇血症。

2. 诊断依据

（1）高血压病2级　血压165/101mmHg。

（2）极高危　①并发症心衰的临床表现：劳力性胸闷气短，双肺底湿啰音。②有心血管疾病的危险因素（吸烟、高胆固醇、高血压病家族史）。③心脏靶器官损害：心尖呈抬举性搏动，心界向左下扩大，心尖区2/6级BSM；尿常规：蛋白（＋）。④高胆固醇血症：总胆固醇6.1mmol/L。

3. 鉴别诊断

①原发性醛固酮增多症；②肾性高血压；③瓣膜病；④冠心病。

4. 进一步检查

①心电图；②超声心动图；③心脏X线检查、眼底检查；④血浆肾素活性、血尿醛固酮；⑤腹部B超或CT。

5. 治疗原则

（1）非药物治疗　有氧运动、戒烟戒酒、限制盐的摄取、减少体重。

（2）药物治疗　利尿剂、ACEI类药物、β受体阻滞剂等联合用药。

案例2

患者，男，58岁。突发心悸、头晕、黑矇半小时。患者半小时前在家休息时突发心悸，有心跳加快的感觉，伴有头晕、一过性黑矇及双下肢乏力，有轻度出汗，无晕厥、意识丧失，无肢体活动障碍，无咳嗽、胸痛。

既往史：近1周来反复出现高热，在社区医院输液效果不佳。患者否认糖尿病、冠心病、高血压病史，否认家族及遗传病病史。

查体：体温39.5℃，脉搏125次/分，呼吸26次/分，血压90/50mmHg。面色苍白。双肺未闻及干湿啰音。心界扩大，心率125次/分，律不齐，主动脉瓣听诊区可闻及收缩期杂音。腹软，无压痛及反跳痛，双下肢无水肿。

心电图提示：频发室性早搏。

心脏彩超提示：主动脉瓣重度关闭不全，主动脉瓣周可见赘生物。

初步诊断：急性感染性心内膜炎，急性主动脉瓣关闭不全，频发室性早搏。

问题

1. 请从心脏的泵血过程的角度，分析主动脉瓣关闭不全会影响心脏的哪个环节的泵血？
2. 请从血压形成机制来分析患者血压偏低的原因。

【讨论分析】

1. 舒张期，主动脉内部分血液反流至左心室，使左心室血量增多，负荷加大而逐渐发生代偿性肥大，疾病后期，代偿失调，左心室发生肌源性扩张继而出现左心衰竭、肺淤血、右心衰竭、体循环淤血。

2. 血压形成的因素有心脏泵血、血管充盈、大血管弹性等。主动脉关闭不全病人，在舒张期血流会反流回左心室，导致心脏泵血下降，收缩压和舒张压均下降，以舒张压为重。

第二章 生理学

第1节 循环和组织液的生成

案例 1

患者,女,58岁。突发呼吸困难半小时。患者昨日夜间受凉后出现咳嗽、鼻塞,今日上午到当地诊所就诊,考虑急性上呼吸道感染,给予相关输液治疗。半小时前,在滴注第3瓶(前面已连续输入500mL液体)时患者突发呼吸困难,表现为上气不接下气,呼吸急促,不能平卧,需取端坐位,伴有咳嗽、咳白色黏痰,急送我院急诊科就诊。

既往史:冠心病、急性心肌梗死病史4年,4年前行冠状动脉造影术明确,平时规律服用调血脂、抗血小板聚集等药物,自觉症状控制尚可。否认哮喘病史。否认高血压、糖尿病等病史。

查体:体温37.2℃,脉搏120次/分,呼吸27次/分,血压180/105mmHg。急性面容。双肺满布湿啰音。心率120次/分,律齐,未闻及杂音。腹软,无压痛及反跳痛。双下肢无明显水肿。

初步诊断:缺血性心肌病,心功能4级,急性左心衰竭,冠心病。

急诊科立即给予呋塞米静脉注射(利尿作用)、吗啡静脉注射(镇静、舒张小血管)、西地兰静脉注射(增强心肌收缩力)、硝普钠静脉泵入(扩张动脉),患者症状明显好转后急诊科以急性左心衰竭收入病房。

问题

请从影响心输出量的因素的角度来解释:①为何取端坐位时患者心率增快?②发作后急诊科用药缓解患者症状的机制是什么?

【讨论分析】

1. 心输出量的影响因素主要有以下四方面：

（1）心脏容量负荷，也就是前负荷，主要受静脉回心血量和心脏腔室容积大小的影响。静脉回心血量减少，心脏腔室容积变小，都可以导致容量负荷减少。

（2）心脏收缩力，也就是心脏泵功能是否正常。心脏泵功能减退，可以导致心输出量减少。

（3）与心率快慢有关，心率过快或者是心率过慢都会导致心输出量的减少。

该患者由于冠心病和缺血性心肌病，心脏泵血能力下降，输出量下降，进而导致肺水肿。端坐呼吸可以减轻肺淤血和肺水肿，所以患者常采用端坐呼吸方式改善左心衰的症状。

（4）心脏压力负荷，也就是后负荷，主要受大血管的收缩、舒张状态的影响，也就是直接与血压相关。血压升高，心脏输出量也会随之减少。

2. 为了改善患者心衰的症状，采用利尿（呋塞米，减少循环血量）、强心（西地兰强心药，增强收缩力）、扩血管（硝普钠，减少外周阻力，减少循环血量）、减少耗氧量（镇静、扩血管）的治疗方法。

案例 2

急诊室同时来 2 位患者，主诉均为突发心悸 2 小时，其中 A 患者心电图提示阵发性室上性心动过速，心率 180 次/分；B 患者心电图提示频发室性早搏、短阵室性心动过速。医生立即给 A 患者静脉推注维拉帕米 10mg，给 B 患者静脉推注利多卡因 200mg，数分钟后 2 位患者症状均缓解，复查心电图均提示窦性心律、正常心电图。

▶ 问题

请从心肌细胞跨膜电位形成机制的角度，解释医生给 2 位患者应用不同的药物达到相同治疗作用的原因。

【问题与讨论】

A 患者是阵发性室上性心动过速，是指起源于心房或房室交界区的心动过速，大多数是折返激动所致，少数由自律性增加和触发活动引起。心率多在 150～250 次/分钟，节律规则。心肌细胞动作电位 2 期是影响心肌节律的重要时期，2 期的平台是肌膜同时存在的 Ca^{2+} 和 Na^+ 的内向离子流和 K^+ 的外向离子流处于平衡状态的结果，而且该期是心肌细胞的绝对不应期，刺激不能引起动作电位。维拉帕米是钙通道阻滞剂，通过阻断抑制心肌细胞膜的钙离子通道，延长 2 期平台期的时长，从而降低了心率。

B 患者是室性早搏，室性早搏是在窦房结冲动尚未抵达心室之前，由心室中的任何一个部位或室间隔的异位节律点提前发出电冲动引起心室的除极。利多卡因可以抑制动作电位 2 期的钠内流，促进心肌细胞内钾离子外流，导致静息电位加大，降低心肌细胞的自律性。所以可以抑制心室心肌细胞的自律性和异位动作电位的产生，因此可以治疗室性早搏。

案例 3

患者,男,65岁。主诉:发热、咳嗽3天。3天前受凉后出现咳嗽、发热,咳黄色黏痰,伴有食欲减退、乏力,今到当地诊所就诊。查体:体温39.5℃,双侧扁桃体肿大,检查后考虑急性扁桃体炎。医嘱给予:氯化钠20mL+青霉素320万U静脉注射。护士在配药过程中误将氯化钾看成氯化钠,故药物静脉注射3分钟后患者突发心脏骤停死亡。

问题

请从钾离子对心肌细胞的作用的角度分析患者静脉注射氯化钾后死亡的原因。

【讨论分析】

钾离子对心肌细胞动作电位的影响非常重要。在高钾血症的时候,对心肌细胞的动作电位发生两方面的影响:其一是细胞膜对钾离子的通透性增加,复极3相时间缩短,坡度陡峻;另一影响是静息膜电位升高,这是细胞内外钾的浓度差所导致的。正常心肌细胞外钾浓度低于细胞内的钾浓度,然而血清钾浓度的细小变化就可以改变细胞内外钾离子浓度梯度,当细胞外钾离子浓度升高的时候,首先是复极期心肌细胞对钾离子的通透性增加,因而复极3相时间缩短,坡度陡峻,整个动作电位时程也缩短。本案例,氯化钾快速推进后,血清钾离子急剧升高,导致静息电位太高,不能形成有效的动作电位,导致心脏骤停。

案例 4

王医生今日值班,共收了3个水肿患者:

A:65岁女性患者,双下肢水肿1个月。多在下午及晚上明显,第二天起床时减轻。既往有右室心肌梗死病史。

B:30岁男性患者,眼睑水肿1个月。多在清晨起床时明显。门诊查尿常规提示:蛋白尿(+++)。

C:45岁女性患者,发现腹水半天。患者今日上午因腹胀到门诊就诊,查腹部B超提示腹水(中量)。既往有慢性乙型肝炎病史。查血白蛋白显著降低。

结合患者病史特征及入院后各项辅助检查结果,王医生诊断:

A为心源性水肿;B为肾源性水肿;C为肝源性水肿。

问题

请分别描述A、B、C患者水肿产生的机制。(提示:从组织液生成的角度)

【讨论分析】

影响组织液的因素(图2-1):(1)当毛细血管壁通透性增加时,会使血浆蛋白从血浆中滤出到组织液，因此导致血浆胶体渗透压下降，组织液胶体渗透压增高，所以会出现组织液生成过多，会出现组织内水肿的情况。（2）组织液胶体渗透压和组织液的生成呈正相关。（3）血浆胶体渗透压和组织液的生成呈负相关，如果局部血浆胶体渗透压过高，就会导致组织液生成显著减少。（4）毛细血管的血压和组织液的生成呈正相关。

本案例中，A 患者为心源性水肿：有右室心肌梗死病史，右心室输出能力减少，会导致回心血量减少，会使组织毛细血管的血压增高，所以组织液生成的滤过压增大，组织液就会生成增多。B 患者为肾源性水肿，因为有肾病，尿蛋白流失增加，导致血浆内白蛋白减少，血浆胶体渗透压下降，导致组织液生成增加。C 患者为肝源性水肿，该患者因为肝病，一则会导致肝脏合成白蛋白减少，导致血浆胶体渗透性降低，可以导致组织液生成增加；另外，肝病会导致门脉压力增加，增加组织液生成，主要是门脉分布区域，主要是腹膜腔。

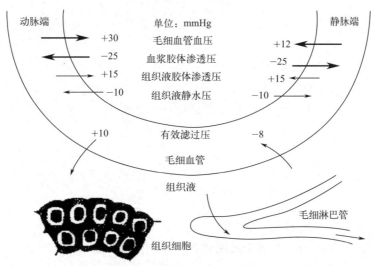

图 2-1　组织液生成因素示意图

案例 5

患者，女，60 岁。发现血压升高 7 天，后多次院外测血压均高于正常值，因无头晕、胸闷等不适症状，故未到正规医院行正规诊疗。今在家属的劝说下到我院门诊就诊，门诊测血压 220/110mmHg。查肝功能未见异常。查肾功能提示血肌酐升高（提示肾功能受损）。初步诊断为：肾性高血压。

▶ **问题**

1. 请分析患者血压升高的机制及可能的药物治疗靶点。（从动脉血压的长期调节的角度）
2. 假如你是接诊医生，除了从血压调节方面进行治疗外，请从影响血压的因素方面出发提出你的用药治疗原则。

【讨论分析】

肾性高血压主要与以下两方面有关：

（1）慢性肾衰竭时，肾脏排钠能力下降，导致水钠潴留，引起血容量和心排血量增多，导致血压升高。

（2）慢性肾衰竭时，常伴有肾素-血管紧张素-醛固酮系统活性增高，血管紧张素Ⅱ直接收缩小动脉，使外周阻力升高，导致血压升高。

治疗原则：主要从利尿方面入手，增加水钠潴留，减少循环血量，改善肾功能。

第2节 呼吸系统

案例1

60岁，男性患者。因车祸急诊入院。患者面色苍白，呼吸困难，声音微弱。检查见血压90/60mmHg；左胸部大面积瘀斑，右侧胸廓饱满，气管左移。胸部X线见右锁骨粉碎性骨折，右第1～5肋骨骨折，右肺部分萎陷，右胸腔少量积液，纵隔向左移。

诊断：右锁骨和肋骨（第1～5）骨折；闭合性气胸。

▶ **问题**

1. 请说出胸膜内负压的形成机制。
2. 气胸患者的呼吸和循环功能会发生哪些改变？为什么？
3. 患者整体功能活动有哪些改变？

【讨论分析】

1. 胸内负压是指的脏层胸膜和壁层胸膜之间腔隙，也就是胸膜腔内的压力。肺的容积和胸廓的容积不同，在人体的发育过程中，胸廓的发育比较快，胸廓的容积大于肺的容积。脏层胸膜和壁层胸膜是紧紧地贴到一起的，胎儿出生后吸入空气，肺被撑开处于扩张的状态。肺内压使肺泡扩张，肺的回缩力使肺泡缩小，胸膜腔负压实际上就是肺的回缩力造成的。这样的负压作用可以保持肺的正常呼吸运动，促进血液和淋巴液的回流。

2. 如果出现肺泡的破裂或者是外伤导致胸壁的损伤，就会使胸膜腔的负压消失，发生气胸（图2-2），会导致呼吸功能

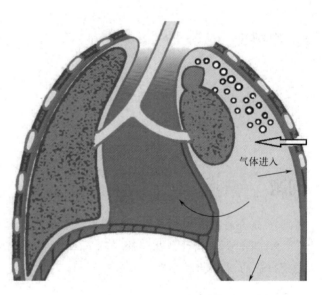

图2-2 气胸示意图

障碍（肺扩张受限），而且会影响到血液回流和淋巴液的回流。

案例 2

男性患者，27 岁。因天气寒冷，用煤球生火，关窗取暖。同事人员下夜班后呼唤患者不醒，室内有浓烈煤烟味。随即将患者送入院。患者口唇樱桃红色；张口呼吸，节律不整齐；对针刺反应弱，瞳孔对光反射和角膜反射迟钝，睫毛反射减弱；血压 100/60mmHg，心率 60 次/分。检查见血液 HbCO 30%；脑电图见弥散性低幅慢波。

诊断：中度 CO 中毒。

▶ 问题

1. 根据患者的临床症状和检查结果，请提出你的诊断依据。
2. 面对该中毒患者，应该采取什么措施？

【讨论分析】

1. 诊断依据　呼唤患者不醒，室内有浓烈煤烟味，患者口唇樱桃红色，张口呼吸。HbCO 30%。
2. 急救措施　①吸高浓度高压氧；②呼吸兴奋剂；③神经营养保护药物等。

案例 3

女性患者，65 岁。慢性咳嗽近 25 年，晨间较重，排较多白色黏液痰，稍微活动即感气短，双下肢轻微水肿，下午明显，次晨减轻。检查见桶状胸，呼吸运动减弱，叩诊呈过清音，心浊音界缩小；肺下界和肝浊音界明显下移；听诊心音遥远，肺动脉瓣区第二心音亢进，呼吸音减弱，呼气延长，肺部有湿啰音。剑突下出现心脏搏动。

X 线检查见胸廓扩大，肋间隙增宽，肋骨平行，活动减弱；膈降低且变平，两肺野透明度增大；肺血管纹理外带纤细、稀疏和变直，内带的血管纹理增粗和紊乱；右心室肥大。呼吸功能检查为第一秒用力呼气量占用力肺活量百分率＝50%，最大通气量低于预计值的 80%，残气量占肺总量比值＞40%。动脉血气分析为 PaO_2 54mmHg，$PaCO_2$ 62mmHg。白细胞总数增高，中性粒细胞数增高。

诊断：慢性肺源性心脏病。

▶ 问题

1. 循环功能和呼吸功能间的联系。
2. 慢性肺源性心脏病、慢性支气管炎及阻塞性肺气肿的动态发展过程。

【讨论分析】

1. 呼吸和循环系统是维持生命的基本条件，并具有紧密的关系，因为呼吸作用能使机体吸入新鲜的氧气，同时能排出体内的二氧化碳，保证机体的正常新陈代谢。而氧气进入体内后会在肺泡内与肺毛细血管进行气体交换，氧气会通过血液循环到达全身，为身体的各个器官和组织提供氧气，保证身体的正常运行。血液中的二氧化碳和氧的浓度都可以调节呼吸和心跳的节律。只有呼吸和心跳的比例合适，二者的协同关系才最佳。

2. 慢性肺源性心脏病是慢性支气管炎、肺气肿逐渐演化而导致。病理变化早期是由于慢性支气管炎而导致的人体支气管的病变，当支气管病变达到一定程度之后，患者的肺泡也受到一定的影响，也就是肺泡原有的正常组织被破坏，患者会出现肺气肿的改变，那么肺气肿进一步进展，肺部的呼吸功能会受到影响，肺脏疾病导致肺微血管通透性障碍，缺氧会导致肺血管收缩、增生，这种时候，会出现肺动脉高压。一旦出现肺动脉高压进一步就会导致患者的右心室压力增加，导致患者右心室的肥大。一旦右心室肥大，右心房也会同时跟着受影响，进而就会导致患者出现右心功能不全，也就是体循环淤血，患者会出现下肢浮肿等情况。

第3节 消化与吸收

案例 1

患者，35岁女性。因一年多周期性上腹疼痛入院。疼痛位于上腹部偏左，反复发作，多为钝痛，伴反酸、嗳气。疼痛餐后半小时出现，持续1~2小时，精神紧张或服用阿司匹林可诱发。发作期与缓解期交替，短则数天，长则数周。胃镜检查显示胃小弯黏膜溃疡，病理检查为良性，幽门螺杆菌阳性，粪便隐血试验阳性。诊断为胃溃疡。

▶问题

1. 胃液的主要成分是什么？这些成分对食物消化有何作用？
2. 胃黏膜通过什么机制保护自身免受胃酸和胃蛋白酶的侵蚀？
3. 胃酸分泌过多对机体有何危害？

【讨论分析】

1. 胃液的成分、作用和胃黏膜保护机制

（1）胃酸或者盐酸：消化进食的蛋白质及其他食物，帮助胃蛋白酶原转化为胃蛋白酶。

（2）胃蛋白酶原：帮助消化摄入的蛋白质。

（3）黏液：胃黏液里含有黏液蛋白、碳酸氢盐等成分，可附着在黏液上皮表面，隔离胃酸。另外，黏液含有碱性成分，可以中和胃酸，二者共同发挥保护胃黏膜的作用。

（4）内因子：吸收维生素 B_{12} 的重要因素，内因子缺乏会导致维生素 B_{12} 吸收减少，甚至吸收障碍，引起维生素 B_{12} 缺乏，出现巨幼红细胞贫血。

2. 胃酸分泌过多对机体的危害

胃酸分泌过多会打破胃酸-黏液平衡机制，导致胃黏膜损害，诱发胃炎或胃溃疡。

 案例2

患者，女性，40岁。上腹部疼痛8小时入院。自诉在饱餐及饮酒后约3小时突然发生上腹疼痛，呈持续性、伴阵发性加重，并向后腰背放射，取前倾位可减轻疼痛，伴有恶心、呕吐，吐出物含有胆汁。体格检查发现患者轻度发热及黄疸，中度腹胀，腹壁紧张，但腹式呼吸尚存，上腹部有压痛和反跳痛。肝浊音界可以叩出，肠鸣音减少。实验室检查提示白细胞总数增高，中性粒细胞比例明显增大；尿淀粉酶和血清淀粉酶增高。超声检查发现胰腺中度增大，胰腺周围可见渗出阴影。

诊断：急性水肿性胰腺炎。

▶ 问题

1. 消化液中胰液的作用为什么最重要？
2. 急性胰腺炎的发病与什么有关？为什么？

【讨论分析】

1. 胰液一般是指人体由胰腺外分泌部分分泌的一种无色透明的碱性溶液，是人体中最重要的消化液。

（1）胰液中的有机物是多种消化酶，可作用于糖、脂肪和蛋白质三种食物成分，因而是消化液中最重要的一种。淀粉酶能将淀粉分解成麦芽糖，胰麦芽糖酶可将麦芽糖分解成葡萄糖，胰脂肪酶能将中性脂肪分解成甘油和脂肪酸，胰蛋白酶和糜蛋白酶可分解蛋白为多肽和氨基酸。胰腺内分泌功能主要与糖代谢有关。

（2）胰液中的无机物主要是水和碳酸氢盐。碳酸氢盐主要作用是中和进入十二指肠的胃酸，为小肠内多种消化酶的活动提供最适合的碱性环境，并保证肠黏膜免受酸的侵蚀。

2. 急性胰腺炎的常见病因是胰头水肿导致胰管堵塞，胰液反流，胰液中的消化酶作用于胰腺自身。主要原因包括暴饮暴食、胆道疾病、高脂血症、酒精。能够引起急性胰腺炎的胆道疾病有胆管炎症、结石、寄生虫、水肿、痉挛等。

第4节 尿的生成与排泄

案例

患者,女,25岁。于5年前不经意中发现小便中泡沫增多,时有浑浊,稍感身体疲乏,未予重视。最近1个月在足踝部发现水肿,并且很快向上蔓延,遍及全身,出现面部、四肢水肿,同时感觉肢体酸沉无力,食欲不振,并伴有恶心、呕吐、胸闷等症状,遂去当地医院检查:尿蛋白(+++),隐血(+),24小时尿蛋白定量8.2g,血清白蛋白25g。诊断为:原发性肾病综合征。

▶ **问题**

1. 什么是肾性水肿?其类型及发病机制是什么?
2. 分析本案例发生水肿的原因。

【讨论分析】

1. 因肾脏疾病引起的水肿称为肾性水肿,肾性水肿是某些肾脏疾病的重要特征,轻者仅体重增加(隐性水肿)或晨起眼睑水肿,重者可全身肿胀,甚至腹(胸)腔内大量积液。肾性水肿分为:①肾病性水肿(凹陷性水肿),主要因肾小球基底膜通透性增加,大量蛋白从尿中丢失,以及血浆蛋白及胶体渗透压降低而引起水肿,多见于肾病综合征。临床上可有大量的蛋白尿、低蛋白血症和高脂血症,甚者可伴有胸腔积液、腹腔积液及会阴水肿等;②肾炎性水肿(非凹陷性水肿),主要因肾小球滤过率降低而使肾脏排除水钠障碍而导致水肿,多可见于各种肾小球肾炎,临床上多伴有少尿、血尿、高血压和肌酐清除率降低等。

2. 本案例是原发性肾病综合征,其病理特点是肾小球基膜通透性增加,导致血浆内大量蛋白质从尿中丢失的临床综合征。这种情况下,血浆白蛋白水平会显著降低,而血浆胶体渗透压也会随之下降,水分从血管内向组织间隙转移,形成水肿。此外,该病还会继发性醛固酮增多,进一步加剧了水钠潴留,促进了水肿的形成。

第5节 感觉器官

案例

患者,男,50岁。因双眼视力逐渐下降半年就诊。患者自述,近半年来双眼视物模糊,尤其在夜间或光线较暗的环境中更为明显,但对光线的刺激反应敏感,常因强光而感到不适。此外,患者还提到近期对颜色的辨别能力有所下降,尤其是红色和绿色。除视力问题外,患者无其他不适,既往无眼病史及家族遗传史。查体见患者双眼外观正常,无红肿、充血,角膜透明,前房清晰。眼底检查显示视网膜色素上皮轻度变性,黄斑区中心凹反光减弱。视力测试显示双眼视力均有明显下降,色觉测试显示对红色和绿色的辨别能力降低。

▶ **问题**

1. 根据病例描述,患者最可能的感觉器官病变是什么?
2. 这种病变可能导致哪些生理学上的变化?
3. 如何进一步诊断和治疗?

【讨论分析】

1. 根据病例描述,患者双眼视力逐渐下降,尤其在暗环境下更为明显,对光线刺激敏感,且近期对颜色的辨别能力下降,特别是红色和绿色。这些症状提示患者可能患有视网膜色素变性,这是一种进行性、遗传性、营养不良性退行性病变,主要表现为慢性进行性视野缺失,夜盲,色素性视网膜病变,最终可导致视力下降。

2. 视网膜色素变性的生理学变化主要包括视网膜感光细胞的退化和死亡。感光细胞是眼睛中负责光信号转换的细胞,其退化会导致光信号转换效率下降,从而影响视力。此外,视网膜色素上皮细胞的变性也会导致视网膜功能的下降,进一步影响视觉。这些变化共同导致了患者视力下降、夜盲以及色觉障碍等症状。

3. 进一步的诊断和治疗应包括详细的眼科检查,如视野检查、电生理检查等,以明确病变程度和范围。同时,可进行基因检测以确定病变的遗传类型。治疗上,目前尚无特效治疗方法,但可通过营养支持、避免强光刺激等方式减缓病情进展。对于严重视力下降的患者,可考虑辅助视觉设备或手术干预。

第6节　神经系统

案例

患者,男,62岁。因突发右侧肢体无力伴言语不清2小时就诊。患者在家中突然感到右侧肢体(包括上肢和下肢)无法灵活运动,同时发现自己说话变得含糊不清,无法完整表达意思。患者无头痛、恶心、呕吐等其他不适,也无外伤史。查体见患者神清,但言语表达困难,右侧肢体肌力明显减弱,肌张力增高,右侧巴宾斯基征阳性。左侧肢体活动正常,深浅感觉无明显异常。提示为脑卒中。

> 问题

1. 根据患者症状和体征，最可能的神经系统疾病是什么？
2. 这种疾病通常会导致哪些神经系统功能的变化？
3. 如何进一步确诊和制订治疗方案？

【讨论分析】

1. 根据患者突然出现的右侧肢体无力伴言语不清的症状，以及查体发现的右侧肢体肌力减弱、肌张力增高和巴宾斯基征阳性等体征，最可能的神经系统疾病是脑卒中，特别是缺血性脑卒中（即脑梗死）的可能性较大。
2. 缺血性脑卒中通常会导致以下神经系统功能的变化。
（1）运动功能障碍　如肢体无力、瘫痪等。
（2）感觉功能障碍　如麻木、疼痛等。
（3）语言功能障碍　如言语不清、失语等。
（4）认知功能障碍　如记忆力减退、思维迟缓等。
（5）情绪和心理变化　如焦虑、抑郁等。
在本案例中，患者主要表现出运动功能障碍和语言功能障碍。
3. 进一步确诊和治疗方案应包括以下几个方面。
（1）影像学检查　如头颅 CT 或 MRI，以明确病变部位和性质。
（2）血液检查　包括血常规、生化检查等，以评估全身状况。
（3）神经系统专科检查　包括神经电生理检查等，以进一步评估神经功能。
治疗方案：根据病变情况和患者状况，制订个性化的治疗方案，可能包括溶栓治疗、抗血小板治疗、抗凝治疗等，以及康复治疗和生活方式调整等。

第 7 节　内分泌系统

案例

患者，女，32 岁。因近期体重骤减、心慌、手抖及失眠多梦就诊。患者自述近三个月来体重明显下降，尽管食欲亢进，但体重仍不断减轻。同时，患者感到心慌、手抖，且晚上难以入睡，多梦易醒。患者无其他不适，既往无甲状腺疾病史。查体见患者体形偏瘦，眼球轻度突出，双手平举时可见细微震颤。甲状腺触诊显示甲状腺轻度肿大，质地稍韧，无压痛。心率偏快，约 100 次/分钟。实验室检查显示血清甲状腺激素（T3、T4）水平升高，促甲状腺激素（TSH）水平降低。甲状腺超声检查提示甲状腺弥漫性肿大，血流丰富。提示为甲状腺功能亢进症。

▶ 问题

1. 根据患者症状和实验室检查,最可能的甲状腺疾病是什么?
2. 这种疾病通常会导致哪些内分泌系统的变化?
3. 如何进一步确诊和制订治疗方案?

【讨论分析】

1. 根据患者体重骤减、心慌、手抖、失眠多梦的症状,以及查体所见的眼球突出、双手震颤和心率偏快等体征,结合实验室检查显示的甲状腺激素升高和促甲状腺激素降低,最可能的甲状腺疾病是甲状腺功能亢进症(甲亢)。

2. 甲状腺激素分泌过多:导致机体代谢率升高,出现体重减轻、食欲亢进等症状。交感神经兴奋性增强:引起心慌、手抖、失眠多梦等神经精神症状。其他内分泌腺体影响:可能影响到性腺、肾上腺等其他内分泌腺体的功能,导致月经紊乱、血压升高等症状。

3. 为进一步确认诊断,可考虑进行甲状腺摄碘率测定或甲状腺核素扫描。

评估病情:通过详细询问病史、查体和实验室检查,评估患者病情的严重程度和有无并发症。

制订治疗方案:根据病情轻重和患者意愿,制订个性化的治疗方案。治疗方案可能包括抗甲状腺药物治疗、碘131治疗或手术治疗等。同时,给予患者生活方式和饮食建议,如避免高碘食物、保持充足休息等。

第三章 病理学

第1节 应激

案例

张先生,50岁,企业高管。近半年来,因工作繁忙、压力巨大,出现失眠、焦虑、胃痛等症状,近期症状明显加重,伴有头痛、心悸、出汗等表现。无重大疾病史,但有慢性胃炎病史。工作节奏快,长期处于高压状态,缺乏运动,饮食不规律。体格检查:血压偏高,心率偏快,其余无明显异常。辅助检查:心电图显示窦性心动过速;胃镜检查显示慢性胃炎。

问题

1. 张先生的疾病诊断是什么?其发病机制是什么?
2. 张先生的应激源主要有哪些?这些应激源是如何影响其健康的?
3. 建议的治疗方案有哪些?

【讨论分析】

1. 疾病诊断　根据病历材料,张先生的疾病诊断可考虑为应激性溃疡合并慢性胃炎,以及应激性心血管反应。

发病机制　主要是由于长期工作压力、生活不规律等应激因素,机体内分泌紊乱、神经功能紊乱、免疫功能下降等,进而引发一系列非特异性全身反应,包括胃肠道症状、心血管症状等。

2. 应激源及其对健康的影响

(1) 张先生的应激源主要包括工作压力大、生活节奏快、缺乏运动、饮食不规律等。

(2) 这些应激源长期作用于机体,不仅加重了原有的慢性胃炎病情,还引发了应激性溃疡和心血管反应，对张先生的健康产生了显著不良影响。

3. 治疗方案

（1）针对张先生的应激性疾病，治疗方案应综合考虑心理治疗和药物治疗。

（2）心理治疗方面，可以通过认知行为疗法帮助张先生调整心态，减轻工作压力，增加应对能力。

（3）药物治疗方面，可以给予抗焦虑药物、胃黏膜保护剂、抑酸剂等，以缓解张先生的焦虑、胃痛等症状。

（4）此外，还应建议张先生改善生活习惯，如增加运动、规律饮食等，以提高身体素质，增强抵抗力。

第 2 节　细胞和组织的适应、损伤与修复

案例 1

患者，男，55 岁，农民。近一年来，反复出现上腹部不适，伴有食欲不振、体重下降。长期吸烟史，无其他重大疾病。体格检查：上腹部轻压痛，无其他明显异常。辅助检查：胃镜检查示胃黏膜粗糙，局部有隆起性病变；病理活检示胃黏膜组织出现肠上皮化生。

▶ 问题

1. 什么是化生？在本病例中，发生了哪种类型的化生？
2. 肠上皮化生是如何发生的？其病理学特征是什么？
3. 肠上皮化生对患者的健康有何影响？如何预防和治疗？

【讨论分析】

1. 化生概念　化生是指一种分化成熟的细胞类型被另一种分化成熟的细胞类型所取代的过程。在本病例中，发生了肠上皮化生，即胃黏膜组织中的上皮细胞被肠型上皮细胞所取代。

2. 肠上皮化生的发生　肠上皮化生的发生通常与慢性胃炎、胃溃疡等慢性胃黏膜损伤病有关。病理学特征包括胃黏膜组织中出现肠型上皮细胞，伴有杯状细胞、吸收细胞等肠上皮特有的细胞类型。

3. 肠上皮化生对健康的影响　肠上皮化生是胃黏膜的一种适应性反应，但长期存在可能增加胃癌的风险。肠上皮化生可能导致胃部症状加重，并可能进展为胃癌。

4. 预防与治疗　预防肠上皮化生的关键在于消除慢性胃炎、胃溃疡等慢性胃黏膜损伤的病因，如戒烟、调整饮食、治疗幽门螺杆菌感染等。治疗方面，主要是针对原发病进行治

疗，同时可给予胃黏膜保护剂、抑酸剂等辅助治疗。

 案例 2

患者，男，57 岁。今年 6 月因腹部灼烧样疼痛，常有饥饿感来院检查。半年来食欲减退，伴餐后腹胀，有时一天要大便 2～3 次，便溏，如吃较油腻食物后，便会引起腹泻，通常会持续 4～5 天，但大便、小便等常规临床检验正常。胃镜检查：肉眼所见胃窦黏膜光滑，轻度红白相间，黏膜层变薄，皱襞变浅，黏膜下血管清晰可见。

▶ **问题**

1. 该病例临床诊断是什么？
2. 为何出现溏便样腹泻？

【讨论分析】

1. 慢性萎缩性胃炎。
2. 胃腺萎缩→壁细胞和主细胞减少或消失→胃酸、胃蛋白酶分泌减少→胃消化功能降低→溏便样腹泻。

 案例 3

患者，男性，24 岁，工地工人。在一次作业中，右前臂不慎被支架撞伤。体格检查：患者神志清楚，呼吸、脉搏、体温和血压正常。右前臂内侧正中部有 3cm 的伤口，出血不止。进行皮肤消毒、局部清创、充分止血、缝合、包扎等处理，并给予抗菌药物预防感染等治疗，最后痊愈。

▶ **问题**

1. 结缔组织中参与了伤口愈合的细胞有哪些？并说出愈合的过程。
2. 伤口愈合后是否会留下瘢痕？为什么？

【讨论分析】

1. 创伤与修复 按创伤有无感染分为无菌创（外科手术创等）、污染创和感染创。不论哪种创伤均存在组织修复。轻度的创伤仅限于表皮，可通过上皮再生迅速愈合。深度的创伤则出现皮肤、皮下组织、肌组织的损伤及断裂。伤口形成后，首先是出血形成凝块，然后是炎性细胞浸润，纤维细胞增生形成肉芽组织来填平伤口，血管的长入和成纤维细胞的增多，局部血管减退，肉芽组织改建成新生的结缔组织。全部过程需要维生素参与，消耗大量的胶原蛋白，因此，创伤的病人要补充足够的维生素和蛋白质。
2. 损伤如果仅限于表皮，就不会留下瘢痕，但损伤了真皮或皮下组织，就不能完全修复，会留下瘢痕。

 案例 4

患者男，35 岁。以规律性上腹痛 3 年，加重 1 周为主诉入院。查体：上腹部剑突下偏左有压痛。胃镜检查提示胃窦部溃疡。经给予甲氰咪胍等制酸剂和氢氧化铝凝胶等胃黏膜保护剂治疗，症状逐渐缓解，一个月后复查胃镜见溃疡已愈合。

▶ 问题

在胃溃疡愈合过程中都有哪些组织的再生？其中哪些组织的再生属完全再生？哪些是不完全再生？

【讨论分析】

该患者的病理诊断为胃窦部消化性溃疡。溃疡为皮肤、黏膜较深的坏死性缺损。溃疡修复时，将会有黏膜下组织和胃黏膜组织的再生，其中黏膜上皮可完全再生，黏膜下层至肌层、浆膜层则由肉芽组织增生来修复，整个过程需要 4~8 周时间。

第 3 节　血液循环障碍

 案例 1

男，25 岁工人。半年前左足被钉子刺伤，局部感染化脓，下肢红肿，恢复后左小腿反复疼痛肿胀。2 个月前疼痛肿胀扩展至膝关节，治疗后减轻。3 天前左下肢肿胀疼痛加重，伴发热，后出现咳嗽咳痰，痰中带血。查体见左下肢浮肿。患者突发倒地，四肢痉挛，颜面青紫，抢救无效死亡。临床诊断：猝死，死因不明。病理解剖显示左下肢水肿，左股静脉大部分变粗变硬，内有长 40cm 的暗红色粗糙血凝块。肺动脉主干及分支内均有凝血块堵塞。显微镜检查见左股静脉主要为红色血栓结构，少数为混合血栓，肺动脉及左肺小动脉内为红色血栓。患者家属要求医生查明死因。

▶ 问题

1. 左股静脉内有什么病变？为什么能形成这种病变？为什么股动脉无此改变？
2. 肺动脉内为何种病变？根据是什么？

【分析讨论】

1. 血栓形成。左足钉子刺伤→（血栓形成条件）静脉管内膜损伤→静脉炎→血栓形成。股动脉深在，壁厚不易损伤（图3-1）。

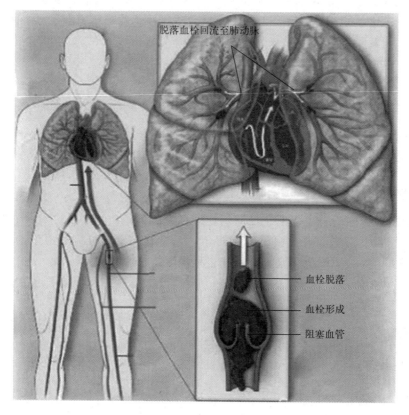

图3-1 肺栓塞形成示意图

2. 肺动脉内为血栓，根据为肺动脉主干及分支内暗红色凝血块样物，无光泽，表面粗糙，质脆与肺动脉壁无粘连，镜下为红色血栓。

3. 机化，无慢性肺淤血。

4. 静脉损伤→静脉炎→血栓形成→血栓栓子脱落→肺动脉主干及分支栓塞→猝死。

5. 猝死，肺主动脉主干及分支栓塞→右心衰→患者突然呼吸困难、发绀和休克等急性呼吸循环衰竭死亡。

案例2

患者，女性，35岁。因阵发性下腹痛伴见红2小时来院就诊。入院后因先兆早产给予硫酸镁静脉滴注抑制宫缩，后宫缩无法抑制，早产不可避免。宫口全开，胎膜自破后患者突发四肢抽搐、面色青紫、神志不清、牙关紧闭伴呻吟。血压降低，心率增快，血氧饱和度极低，羊水血性，胎心监护显示胎心减速。血常规及凝血常规提示有DIC（PT显著延长，血小板下降、纤维蛋白原下降等），立即剖宫产终止妊娠，手术中血液不凝同时给予输血及凝血因子等积极抗 DIC 及支持治疗，后行全子宫切除手术，DIC 纠正，术后患者生命体征平稳，恢复良好。

（1）诊断：孕 33+1 周，G3P2，早产，羊水栓塞，胎盘早剥，弥散性血管内凝血（DIC），产后出血，新生儿重度窒息，全子宫切除术后。

（2）诊断依据：

① 宫口开全，胎膜自破后患者突发四肢抽搐、面色青紫、神志不清、牙关紧闭伴呻吟。心电监护显示：血压 84/40mmHg，心率 120 次/分，律齐，血氧饱和度 60%，羊水血性，胎心监护示胎心减速。

② 血常规：白细胞计数 21.25×10^9/L，血红蛋白 81g/L，血小板计数 132×10^9/L；凝血全套：血浆凝血酶原时间 29.7s，凝血活酶时间 161.7s，凝血酶时间 38.6s，纤维蛋白原 0.34g/L。

③ 子宫表面呈紫色，切开子宫，流出暗红色血性羊水。胎儿娩出后 Apgar 评 1~4 分。

④ 颈静脉血病理：见鳞状上皮细胞及毳毛。子宫病理：大血管内见鳞状上皮细胞。

问题

1. 请根据患者的临床表现和实验室检查，分析羊水栓塞的诊断依据。
2. 羊水栓塞导致 DIC 的机制是什么？
3. 对于此类危急状况，临床上应采取哪些紧急处理措施？

【讨论分析】

1. 根据患者的临床表现和实验室检查，羊水栓塞的诊断依据如下。

（1）患者宫口开全、胎膜自破后突发四肢抽搐、面色青紫、神志不清等严重症状，这是羊水栓塞的典型临床表现，通常与急性过敏反应或肺血管栓塞相关。

（2）心电监护显示血压显著降低，心率增快，血氧饱和度极低，这些都是休克的表现，符合羊水栓塞引起的急性循环衰竭。

（3）羊水血性提示胎儿可能存在宫内窘迫，且血性羊水增加了羊水栓塞的风险。

（4）凝血全套检查显示 PT、APTT、TT 显著延长，FIB 降低，这是 DIC 的典型表现。

（5）颈静脉血病理检查发现鳞状上皮细胞及毳毛，子宫病理检查大血管内见鳞状上皮细胞，这是羊水栓塞的确凿证据。

2. 羊水栓塞导致 DIC 的机制（图 3-2） ①羊水中的有形物质（如胎儿毳毛、鳞状上皮、胎脂、胎粪等）进入母体血液循环后，会激活凝血系统，导致凝血因子大量消耗和纤维蛋白原降解，从而引发 DIC。②这些羊水成分还可以激活补体系统，释放炎症介质，引起全身炎症反应综合征（SIRS），进一步加重 DIC。③羊水栓塞引起的急性肺血管痉挛和肺动脉高压，可导致右心衰竭和心输出量降低，进一步加剧循环衰竭和 DIC。

3. 对于此类危急状况，临床上应采取以下紧急处理措施。

（1）立即给予高流量吸氧，保持呼吸道通畅，必要时行气管插管或机械通气。

（2）迅速建立静脉通道，给予抗过敏、抗休克治疗，如使用糖皮质激素、血管活性药

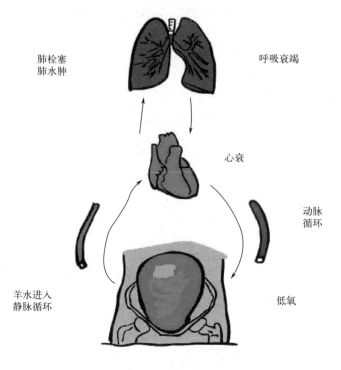

图 3-2　羊水栓塞示意图

物等。

（3）立即剖宫产终止妊娠，以减少羊水继续进入母体循环。

（4）积极抗 DIC 治疗，包括补充凝血因子、使用抗凝药物等。

（5）密切观察病情变化，及时处理可能出现的并发症，如产后出血、多器官功能衰竭等。

（6）根据患者情况，必要时行子宫切除手术，以控制出血和挽救患者生命。

案例 3

一青年因外伤性脾破裂而入院手术治疗。术后卧床休息，一般情况良好。术后第 9 天，右小腿腓肠肌部位有压痛及轻度肿胀。医生考虑为小腿静脉有血栓形成，嘱其卧床休息，暂停活动。术后第 12 天傍晚，患者自行起床去厕所后不久，突感左侧胸痛并咯血数口，无体温升高迹象。次日查房时，胸痛加剧，听诊有明显胸膜摩擦音。X 线检查左肺下叶有范围不大的三角形阴影。病人年初曾因心脏病发作而住院，内科诊断为风湿性心脏病，二尖瓣狭窄。经治疗后，最近数月来症状缓解。

问题

1. 致右小腿静脉血栓形成的可能因素有哪些？
2. 左肺可能是什么病变？与前者有无联系？肺内病变的病理变化及发生机制是什么？

【讨论分析】

1. 手术失血、术后血小板增生、凝血因子和纤维蛋白原增加（血液凝固性升高）及卧床休息（血流状态改变：血流变慢）、风湿性心脏病和外伤性脾破裂导致缺血（心血管内膜损伤）都有助于血栓形成。

2. 左肺发生出血性梗死。与血栓形成有紧密联系。病理变化：血栓多位于肺下叶边缘，呈暗红色锥体形，尖端朝向肺门，底部紧靠肺膜面，边界清楚；镜下，肺组织广泛坏死、出血。发生机制：血栓形成后活动使其脱落，血栓随血液流动流到肺，栓塞于肺，同时由于病人有风湿性心脏病、二尖瓣狭窄的病史，使得肺有明显的淤血、水肿，在此基础上栓塞后易发生出血性梗死。

案例 4

患者，男，41 岁。慢性风湿性心脏病，近日发现二尖瓣狭窄合并房颤，住院治疗。在纠正房室颤动后，突然发生偏瘫。

▶ 问题

1. 偏瘫原因是什么？
2. 试述疾病的发展过程？

【讨论分析】

1. 原因是血栓形成后脱落，形成血栓栓子随血液流动致血栓完全栓塞于脑动脉，且未建立有效的侧支循环时，引起相应脑组织缺血性梗死。

2. 风湿性心脏病时，最容易累及的心瓣膜为二尖瓣，在闭锁缘处，形成主要由血小板和纤维素形成的单行排列的赘生物（血栓），机化后瓣膜变硬、变厚、粘连等致二尖瓣狭窄，后者促进房颤发生。房颤后心房内血流状态明显改变（如明显涡流形成，血流速度减慢），形成较大血栓。房颤纠正后，血栓脱落，先到达左心室再到主动脉及相应分支，最后栓塞于脑动脉分支，相应脑组织缺血发生梗死，最终出现偏瘫。简而言之，二尖瓣狭窄→房颤→血栓形成→栓塞→梗死→偏瘫。

案例 5

患儿，6 岁，一周前被自行车撞及左小腿后侧腓肠肌处，该处皮肤上略有损伤，事后小腿肿胀，疼痛难忍。第二天出现红肿热痛，第 3 天体温升高达 39.2℃。第 4 天下肢高度肿胀，下达足背，最大周径为 46cm，疼痛加剧，在皮肤裂口处流出血水。在当地医院用大量抗生素治疗，未见好转。第 6 天，左足拇指呈污黑色。第 10 天黑色达足背，与正常组织分界不清。随后到当地医院就诊，行左下肢截肢术。病理检查，左下肢高度肿胀，左足部污黑色，纵行剖开动、静脉后，见动、静脉血管内均有暗红色线状的固体物阻塞，长约 10cm，与管壁粘连，固体物镜检为混合血栓。

问题

1. 所患何病?
2. 其发生机制是什么?

【讨论分析】

1. 左足湿性坏疽。
2. 撞伤及感染导致血管受损,形成血栓,血栓形成后阻塞了动脉供血,同时也阻碍了静脉血液的回流,细菌大量繁殖并产生毒素,出现全身中毒症状,坏死组织经腐败菌分解,产生硫化氢,并与血红蛋白降解的 Fe^{2+} 相结合形成硫化铁,使病灶处呈污黑色。因含液体较多,故与正常组织界线不清。

案例6

患者,女,35岁。8年前四肢大关节游走性痛,时有心悸感。3年前劳累后即感心悸、气急。1年半前上述症状加重并伴有反复双下肢水肿及腹胀。入院前一日咳嗽、咳痰,痰中带血,伴高热。体格检查:体温38.6℃,脉搏96次/分,呼吸34次/分。口唇及甲床发绀。颈静脉怒张,双肺湿啰音,心浊音界向左右扩大,心尖区有Ⅲ级收缩期杂音和舒张期杂音。肝在肋下3cm,脾刚触及,肝颈静脉回流征阳性。治疗无效死亡。

尸检摘要 心脏:心脏体积增大呈球形,重量310g(正常250g),左右心房室壁增厚,心腔扩张。二尖瓣口约指尖大,呈鱼口状,瓣膜增厚变硬,腱索增粗,乳头肌肥大。心包积液。镜检心肌纤维增大。

肺:双肺表面可见黑色及褐黄色斑点,切面呈浅褐色较致密,亦见黑色和褐黄色斑点。镜检肺泡壁增厚,肺小静脉及肺泡壁毛细血管扩张充血,纤维组织增生,网状纤维胶原化。肺泡腔变小,腔内有红细胞及成堆含有含铁血黄素的巨噬细胞。

肝:肝体积增大,包膜紧张,边缘圆钝,呈暗红色。表面和切面均见红黄相间网状结构。镜下见肝小叶中央静脉高度扩张淤血,肝细胞发生变性萎缩,周围肝细胞内有大小不等圆形空泡。

脾:体积增大,切面暗红色。

脑:脑回变平,脑沟变浅,有小脑扁桃体疝。

其他:双下肢肿胀,按压有凹陷;双侧胸腔及腹腔分别有清亮液体200mL及300mL。

问题

请作出各脏器的病理诊断及诊断依据。

【讨论分析】

病理解剖诊断

1. 全心肥大　心脏体积增大，左右心房室壁增厚，心腔扩张。
2. 肺褐色硬变　双肺表面可见黑色及褐黄色斑点，切面呈浅褐色较致密，亦见黑色和褐黄色斑点。镜检肺泡壁增厚，肺小静脉及肺泡壁毛细血管扩张充血，纤维组织增生，网状纤维胶原化。肺泡腔变小，腔内有红细胞及成堆含有含铁血黄素的巨噬细胞。
3. 慢性肝淤血伴肝脂变（槟榔肝）　颈静脉怒张，肝-颈静脉回流征阳性。肝体积增大，包膜紧张，边缘圆钝，呈暗红色。表面和切面均见红黄相间网状结构。镜下见肝小叶中央静脉高度扩张淤血，肝细胞发生变性萎缩，周围肝细胞内有大小不等圆形空泡。
4. 慢性脾淤血　脾体积增大，切面暗红色。
5. 脑水肿、小脑扁桃体疝　脑回变平，脑沟变浅，呼吸和循环障碍。
6. 双侧胸腔及腹腔积液　双下肢水肿及腹胀，双侧胸腔有清亮液体200mL，腹腔有清亮液体300mL。
7. 双下肢水肿　下肢肿胀，按压有凹陷。

第4节　炎症

案例1

患者，女性，54岁。上呼吸道感染后出现流鼻涕、眼泪等浆液性、卡他性炎症症状。

▶ **问题**

1. 何为卡他？
2. 什么是浆液性炎？
3. 浆液性炎的好发部位及其结局？

【讨论分析】

1. 卡他　指渗出物和分泌物沿黏膜表面顺势下流的意思。
2. 浆液性炎　以浆液渗出为特征，浆液性渗出物以血浆成分为主，含有3%~5%蛋白，主要为白蛋白，有少量中性粒细胞和纤维素。
3. 浆液性炎好发部位　浆液性炎常发生于黏膜、浆膜和疏松结缔组织。
4. 浆液性炎的结局　浆液性炎一般较轻，易于消退。但如果渗出物过多可导致严重后果。

案例2

患儿，女，7岁。低热3天，体温38.2℃，右小腿红肿疼痛。医院检查发现小女孩右小腿有一个 6cm×4cm 的红肿病灶,住院诊治。住院后第 2 天,女童仍持续发热,体温 39.4℃,腿部患处周围也开始长出细小的砂状红疹,红疹也开始向大腿蔓延。实验室检查:白细胞总数升至 $15.3×10^9/L$,中性粒细胞百分率 80%。腿部患处切开、排脓,伤口脓液进行细菌培养,并以抗菌药物治疗,病情逐渐改善,伤口也逐渐痊愈。

▶ 问题

1. 这位患儿得了什么病?
2. 从病理学角度解释分析上述改变。

【讨论分析】

蜂窝组织炎:是指体内疏松结缔组织的急性化脓性炎症。正常情况下,疏松结缔组织内透明质酸等大分子组成的分子筛能阻止病原微生物侵入和扩散。有些病原体入侵人体后,在疏松结缔组织内增殖,释放出各种毒素,使机体受伤中毒;另一些细菌(如链球菌)能释放一种透明质酸酶,能水解疏松结缔组织内的透明质酸,打开分子筛,使细菌及其产生的毒素得以广泛扩散,引起机体局部强烈的炎症反应和全身症状,严重时可导致死亡。

案例 3

患者,男性,45 岁。颈部患疖,红、肿、热、痛,7 天后局部红肿发展至手掌大,体温 38.5℃,局部手术切开引流。当晚即寒战、高热、头痛,次日体检发现病人轻度黄疸,肝脾肿大,皮肤、黏膜多发性出血淤点,体温 39.4℃,白细胞计数 $18.0×10^9/L$。

▶ 问题

用所学的炎症知识,作出病理诊断并解释上述临床表现?

【讨论分析】

1. 炎症局部临床表现 红、肿、热、痛、功能障碍。炎症全身反应为发热 39.4℃,白细胞计数升高。
2. 败血症 切开引流,细菌入血大量繁殖并产生毒素,而出现寒战、高热、头痛、肝脾肿大、轻度黄疸。

案例 4

患者,女性,35 岁。腹痛、腹泻,最初为稀便,以后为黏液脓血便,偶见片状灰白色膜状物排出。病人有里急后重感。

▶ **问题**

1. 病人患的是什么病？
2. 临床表现与病理变化有无联系？
3. 病人大便内为何出现灰白色膜状物？

【讨论分析】

1. 病人患的是细菌性痢疾。
2. 其临床表现与病理变化的联系　病变初期是急性卡他性炎，临床表现为稀便。以后是纤维素性炎，临床表现为黏液脓血便。由于志贺菌感染，肠道发炎刺激直肠壁内的神经末梢及肛门括约肌，病人出现里急后重感。
3. 大便内的灰白色膜状物为假膜。假膜性炎是发生于黏膜的纤维素性炎。

第5节　肿瘤

 案例

患者，男性，65岁。因长期吸烟史，近三个月出现持续性咳嗽、咳痰伴血丝，逐渐加重的呼吸困难及胸痛。体格检查显示患者呼吸音减弱，右肺上叶可闻及局限性哮鸣音。胸部X线片示右肺上叶有一不规则阴影，边缘毛糙。为进一步明确诊断，行胸部CT扫描及支气管镜检查，CT扫描显示右肺上叶占位性病变（3cm×4cm），支气管镜活检取得病理组织。

▶ **问题**

1. 根据患者的病史、临床表现及影像学检查，你初步考虑的诊断是什么？
2. 支气管镜活检取得的病理组织应如何进行病理学检查？
3. 肺癌的病理学分型有哪些？本例患者的病理结果最有可能是哪一种？

【讨论分析】

1. 根据患者的长期吸烟史、咳嗽、咳痰伴血丝、呼吸困难及胸痛等临床表现，结合胸部X线片和CT扫描显示的右肺上叶占位性病变，初步诊断为肺癌。
2. 支气管镜活检取得的病理组织应首先进行固定、切片和染色处理，然后通过光学显微镜观察组织结构和细胞形态。必要时，可进行免疫组化染色、电子显微镜检查或基因检测等辅助诊断手段，以进一步确定肿瘤的类型、分化程度和侵袭范围。
3. 肺癌的病理学分型主要包括小细胞肺癌和非小细胞肺癌两大类。非小细胞肺癌又包括鳞状细胞癌、腺癌、大细胞癌等。根据患者的病史和临床表现，结合影像学检查，本例患者的病理结果最有可能是鳞状细胞癌或腺癌。具体分型需依据病理学检查结果确定。

第6节 心血管系统

 案例 1

患者，男，70岁。现病史：死者生前患高血压二十多年，半年前开始双下肢发凉、发麻，走路时常出现阵发性疼痛，休息后缓解。近一个月右足剧痛，感觉渐消失，足趾发黑渐坏死，左下肢逐渐变细，两天前生气后，突然昏迷、失语、右半身瘫，渐出现抽泣样呼吸。今晨四时二十五分呼吸、心跳停止。尸检所见：老年男尸，心脏明显增大，重955g，左心室明显增厚，心腔扩张。主动脉、下肢动脉及冠状动脉等内膜不光滑，有散在大小不等黄白色斑块。右胫前动脉及足背动脉管壁不规则增厚，有处管腔阻塞。左股动脉及胫前动脉有不规则黄白色斑块。右足趾变黑、坏死。左下肢肌肉萎缩明显变细。左大脑内囊有大片状出血。

▶ 问题

1. 该患者出现了哪些病变？
2. 右足趾变黑、坏死的原因是什么？
3. 左心室肥大、扩张及左下肢萎缩的原因是什么？
4. 该患者死亡的最主要原因是什么？

【讨论分析】

1.① 心脏增大，左心室增厚，心腔扩张（高血压心脏）。
② 主动脉、下肢动脉及冠状动脉等内膜不光滑，散在大小不等黄白色斑块，右胫前动脉及足背动脉壁不规则增厚，左股动脉及胫前动脉不规则黄白色斑块（动脉粥样硬化）。
③ 右胫前动脉及足背动脉管壁不规则增厚，有处管腔阻塞（动脉粥样硬化伴血栓形成），右足趾变黑、坏死（梗死、坏疽）。左下肢肌肉变细（缺血性萎缩）。左大脑内囊大片出血（脑出血）。

2. 动脉粥样硬化→血栓形成→梗死→继发腐败菌感染→坏疽。

3.① 高血压→左心室克服外周阻力→代偿肥大扩张。
② 缺血性萎缩。

4. 脑出血。

 案例 2

患者，男，45岁。因情绪激动突感心前区剧烈压榨性疼痛半小时，于上午11时35分车送我院急诊科,心电图提示STV1～V5弓背向上抬高,0.3mV,STⅡ、Ⅲ、aVF下移0.2mV,Tv1～v5高尖。诊断为急性广泛前壁心肌梗死,予以肌内注射哌替啶、静脉滴注硝酸甘油进行治疗。中午14时患者突然意识丧失,心跳呼吸骤停,遂进行胸外心脏按压、人工呼吸抢救,心电监护显示室颤,电击除颤(300瓦/秒),静脉注射肾上腺素2mg,无效,此后每隔5～10分钟反复多次应用大剂量肾上腺素、利多卡因及电除颤,持续进行有效的心肺复苏等措施,机械呼吸。于13时50分静脉注射肾上腺素12mg,利多卡因200mg,电除颤(360瓦/秒)5次,逐渐恢复窦性心律。后进行脑复苏治疗并纠正酸中毒。下午4时35分恢复自主呼吸,心率85次/分,血压110/70mmHg,后经过各种对症处理,住院20天,神志、智力无异,已恢复正常工作。

问题

1. 在此病例中,心肌梗死病人抢救中使用肾上腺素、硝酸甘油、哌替啶、利多卡因的目的是什么?
2. 反复注射肾上腺素会出现什么不良反应?该用什么对抗?

【讨论分析】

1. 开始病人为进行心肌梗死,进行肌内注射哌替啶、静脉滴注硝酸甘油治疗,哌替啶可以缓解病人疼痛,扩张肺血管、降低血压,减轻心脏负荷并缓解病人紧张情绪,降低耗氧量等作用。硝酸甘油可以扩张微动脉和微静脉,可以改善心肌缺血状况,并降低血压,减少心脏负荷和耗氧量。后患者病情恶化,进入到室颤状态。除颤后,为恢复心脏节律和收缩力,重复进行肾上腺素的治疗,肾上腺素可以作用于α受体和β受体,收缩外周和黏膜血管,增强心脏收缩力,恢复心脏节律,升高血压。但肾上腺素会诱发室颤和心动过速,因此,进行利多卡因进行治疗,减慢心脏传导速度,抑制心肌收缩力,使心排血量下降,从而改善室颤情况。

2. 肾上腺素可引起血压升高、心律失常、出现期前收缩,甚至引起心室纤颤,本案例中主要防治室颤的发生,用利多卡因进行对抗。

案例3

患者,女,68岁。间断性头晕、头疼16年,活动后胸闷、气短3个月。患者10年前经常头晕、头疼。查体:血压166/104mmHg,此后感头晕时测血压多在155～175/100～110mmHg,间断服用降压药。近2个月出现活动后胸闷、心悸、乏力、气短,休息可以缓解。偶有轻度头痛,但无呕吐,二便正常。无冠心病史、无糖尿病、无药物过敏史,吸烟25年,每天1包,少量饮酒,父亲66岁时死于高血压病、脑出血。查体:体温36.6℃,脉搏85次/分,呼吸22次/分,血压166/104mmHg。口唇无发绀,巩膜无黄染,神志清,双肺底可闻及湿啰音,心尖呈抬举性搏动,心界向左下扩大,心率88次/分,律齐,心尖部2/6级吹风样杂音,A2亢进,A2>P2。腹平软,肝脾肋下未及,腹部未闻及血管杂音,双下肢不肿。辅助检查:血常规:血红蛋白142g/L,白细胞计数 $6.9×10^9/L$,血小板计数 $165×10^9/L$。尿常规:蛋白(+),尿糖(-);血肌酐 $88 \mu mol/L$,血尿素氮7mmol/L,血 K^+ 5.0mmol/L,空腹血糖5.7mmol/L,总胆固醇6.0mmol/L。

【问题与讨论】

1. 请说出该患者的临床诊断及诊断依据,鉴别诊断。
2. 还需要进行哪些检查项目?
3. 针对该患者的诊断,治疗原则包括哪些呢?

【案例讨论分析】

1. 诊断　高血压病2级,极高危;高血压心脏病,左室扩大,窦性心律,心功能Ⅱ级;高胆固醇血症。

诊断依据　高血压病2级:血压166/104mmHg。极高危:①有心血管疾病的危险因素(吸烟、高胆固醇、高血压病家族史)。②心脏靶器官损害:心尖呈抬举性搏动,心界向左下扩大,心尖区2/6级收缩期杂音(BSM),尿常规:蛋白(+)。③并发症,心衰的临床表现:劳力性胸闷气短,双肺底湿啰音。④高胆固醇血症:总胆固醇6.0mmol/L。

鉴别诊断　①肾性高血压;②原发性醛固酮增多症;③冠心病;④瓣膜病。

2. 进一步检查　①心电图;②超声心动图;③心脏X线检查、眼底检查;④血浆肾素活性、血尿醛固酮;⑤腹部B超或CT。

3. 治疗原则　①药物治疗;②非药物治疗:戒烟、限盐、减体重、有氧运动。

案例4

患者,男性,69岁,既往有高血压病病史27年。尸检见:左、右冠状动脉粥样硬化,且以左支为重,左心室壁厚1.5cm,有苍白色病灶。镜下大片心肌细胞核溶解消失,胞浆均质红染,病灶周围部分心肌细胞体积增大,染色变深,部分心肌细胞体积缩小,核周有黄褐色微颗粒样物。心肌间质中脂肪组织丰富,由心外膜伸入至心肌细胞间。脾小体中央动脉和肾入球小动脉管壁增厚、变硬、弹性下降、均匀粉染,管腔狭窄。

▶问题

请问该患者心脏、脾脏和肾脏发生了哪些基本病变?

【讨论分析】

该患者心脏发生了心肌坏死(心室壁苍白色病灶,心肌细胞核溶解消失,细胞质均质红染),心肌细胞肥大(左心室增厚,心肌细胞体积增大,染色深),萎缩(心肌细胞体积缩小),病理性色素沉积(心肌细胞核周有黄褐色微细颗粒,为脂褐素),心肌脂肪浸润(脂肪组织伸入心肌细胞间)。肾脏、脾脏发生玻璃样变(细、小动脉管壁增厚、变硬、弹性下降、均匀红染)等基本病理变化。

> **案例 5**
>
> 患者,男,63岁。以"心前区压榨性疼痛伴大汗半小时"为主诉,于2001年12月7日6时30分入院。半小时前患者在用力排便时突然出现心前区压榨性疼痛,舌下含服硝酸甘油后无缓解,伴大汗淋漓、烦躁不安。入院后心电监护提示:$V_1 \sim V_6$ 导联 ST 段呈弓背向上型抬高。立即给予吸氧、硝酸甘油静脉滴注等治疗,病情缓解不明显,出现呼吸困难、咳嗽等症状,给予呋塞米、硝普钠等利尿剂和扩血管药物治疗,未见好转,抢救无效于当晚23时15分死亡。既往史:一个月前曾感胸部不适,活动后心悸、气急,到医院检查后诊断为冠心病、心绞痛,予扩冠治疗后症状缓解。
>
> 尸检摘要:
>
> 男性尸体,身长175cm,肥胖体型,口唇、指(趾)甲发绀。心脏重360克,左心室壁厚1.2cm,肉眼观看:颜色不均匀,右心室壁厚0.3cm。左心室及室间隔多处取材光镜下见大片心肌细胞核溶解消失。左冠状动主干动脉粥样硬化,使管腔狭窄75%以上。

▶ **问题**

1. 请说出该例的主要病理诊断及依据。
2. 指出患者的死亡原因。
3. 如果患者存活,机体将如何修复损伤部位?为什么?

【讨论分析】

1. 该患者的病理诊断为冠状动脉粥样硬化性心脏病,心肌梗死。依据如下。

(1) 病史　有冠心病、心绞痛病史,有用力排便后心前区疼痛且服用硝酸甘油后无缓解的临床表现。辅助检查:心电图 $V_1 \sim V_6$ 导联 ST 段呈弓背向上型抬高,提示广泛前壁心肌梗死。

(2) 尸检　心脏肉眼颜色不均匀,左心室、室间隔镜下见大片心肌细胞核溶解消失。左冠状动主干动脉粥样硬化。

2. 致死原因　急性左心功能衰竭。由于大面积心肌坏死,心脏收缩力显著减弱,心输出量减少,最后导致患者死亡。

3. 梗死心肌由肉芽组织机化加以修复,最后形成瘢痕组织。因为心肌细胞属于永久性细胞,再生能力弱。

> **案例 6**
>
> 患者,女,22岁,学生。4年前出现发冷发热,活动易累,走路快时出现心悸气短。10天前出现发热、腰痛。体温38.3℃,脉搏138次/分,血压112/74mmHg。急性病容、

全身皮肤有多处出血斑及出血点。两侧扁桃体肿大，两肺湿啰音，心尖区可闻及双期杂音，肝下缘位于右锁骨中线肋下 2.5cm 处，脾未触及，肾区叩击痛（＋），两下肢水肿，血白细胞计数 9.8×10^9/L，中性粒细胞 8.5×10^9/L，淋巴细胞百分率 16%。

问题

1. 试分析该病的发展过程。
2. 试解释临床主要症状和体征。

【讨论分析】

1. 诊断　亚急性感染性心内膜炎。在风湿性心瓣膜病（二尖瓣狭窄及关闭不全）基础上，来自扁桃体炎的病原菌入血损伤心内膜，细菌毒素侵入血流发生败血症，表现为皮肤黏膜出血，血栓栓塞于肾引起叩击痛。心瓣膜病引起心功能不全，表现为肺循环淤血（呼吸困难）和体循环淤血（肝大）。

2. 链球菌感染→扁桃体肿大；细菌毒素入血→发热、出血、呼吸急促；肺淤血→湿啰音，活动易累，走路快时出现心悸气短；二尖瓣狭窄及关闭不全→双期杂音；感染→外周血白细胞增多；肝淤血→肝大；肾栓塞→肾区叩击痛。

案例 7

患者，女，18 岁，学生。因发热、游走性关节痛、出红斑 2 天而入院。入院前 6 天开始发热、寒战，体温达 39.6℃，但不规则，伴全身乏力、食欲减退、大量出汗和心慌等。入院前 5 天出现双膝、踝关节发热、肿痛，行走困难。入院前 2 天，四肢内侧和躯干出现红斑。患者三年前曾有类似发病四次。查体：体温 39℃，脉搏 136 次/分，血压正常。双下肢内侧和躯干见环状红斑，心尖搏动位于左锁骨中线外侧第 6 肋间，心浊音界向两侧扩大。二尖瓣区可闻及 3 级收缩期吹风样杂音和舒张早期隆隆样杂音。血沉 40mm/h，抗链球菌溶血素 O 为 600U/mL，咽喉拭子培养有溶血性链球菌生长。X 线检查示，心脏向左下扩大。

问题

请为患者作出临床诊断。

【讨论分析】

患者因有发热、关节游走性疼痛、皮下环形红斑，听诊二尖瓣区有舒张期早期隆隆样杂音和 3 级收缩期吹风样杂音，血沉加快（女性正常值 0～20mm/h），抗链球菌溶血素 O 升高（正常值 0～200U/mL，＞500U/mL 证明患者有链球菌感染），咽喉拭子培养有溶血性链球菌生长，故可诊断为风湿病急性发作期、慢性心瓣膜病（二尖瓣狭窄并关闭不全）。

第7节 呼吸系统

案例 1

患儿，男性，12岁。发烧、咳嗽，诊断为小叶性肺炎，虽经抗炎治疗，但体温不降，皮肤黏膜出现多发性出血点及肝脾肿大。

▶ 问题

1. 小叶性肺炎属于哪种性质的炎症？
2. 其病理变化是什么？
3. 患儿为何出现皮肤黏膜多发性出血点及肝脾肿大？

【讨论分析】

1. 小叶性肺炎为化脓性炎症。
2. 小叶性肺炎的病理变化为：肺组织内散在一些以细支气管为中心的肺组织化脓性炎症。
3. 皮肤黏膜多发性出血点及肝脾肿大的出现，表明病人病情恶化，细菌入血大量繁殖并产生毒素，即合并了败血症。

案例 2

患者，男，60岁，工人。因心悸、气急、双下肢浮肿3天来院就诊。15年来，患者经常出现咳嗽、咳痰，尤以秋冬季为甚。近6年来，自觉心悸、气短，活动后加重，时而双下肢浮肿，但休息后缓解。3天前因着凉病情加重，出现腹胀，不能平卧。病人有吸烟史40年。体格检查：消瘦，有明显发绀。颈静脉怒张，桶状胸，叩诊两肺呈过清音，语颤减弱，双下肢凹陷性浮肿。实验室检查：白细胞计数 12.0×10^9/L，PaO_2 73mmHg，$PaCO_2$ 60mmHg。

▶ 问题

1. 根据所学的病理知识，对病人作出诊断并说明诊断依据。
2. 根据本例患者的症状、体征，推测肺部的病理变化。
3. 试分析病人患病的原因和疾病的发展演变经过。
4. 你学过的疾病中，有哪些可最终导致肺纤维化并发肺心病。

【讨论分析】

1. 慢性支气管炎、慢性阻塞性肺气肿、肺源性心脏病。依据：心悸、气短、双下肢浮肿；咳嗽、咳痰；40年吸烟史；体格检查：颈静脉怒张、桶状胸、过清音、语颤减弱、双下肢凹陷性浮肿；实验室检查：白细胞增高，PaO_2（正常值95～100mmHg）降低，$PaCO_2$（正常值35～45mmHg）升高。

2. 咳嗽：痰液和炎症刺激黏膜上皮；咳痰：杯状细胞和黏液腺体增生；气急：小支气管阻塞性通气障碍；过清音、桶状胸、语颤减弱：肺泡明显扩张，间隔变窄断裂，扩张的肺泡融合形成较大的含气囊腔，肺泡壁毛细血管受压且数量减少；颈静脉怒张、双下肢水肿：肺血管壁增厚，管腔狭窄，心脏体积增大，右心室肥厚，心肌纤维萎缩，肌浆溶解，横纹消失，心肌间质水肿，体循环压力升高。

3. 吸烟易引发慢性支气管炎→支气管黏膜因炎性渗出、黏液栓形成及肿胀，阻塞支气管腔，使末梢肺组织过度充气→慢性阻塞性肺气肿→长期肺气肿、受寒后，慢性肺源性心脏病。

4. 慢性支气管炎、肺气肿、肺结核、支气管扩张、肺尘埃沉着病（肺硅沉着病、石棉沉着病）。

 案例3

患者，男，21岁，学生。酗酒后淋雨，于当天晚上突然起病，寒战、高热、呼吸困难、胸痛，继而咳嗽，咳铁锈色痰，其家属急送当地医院就诊。听诊左肺下叶有大量湿啰音；叩诊呈浊音，触诊语颤增强。血常规：白细胞计数$18×10^9/L$。X线检查示：左肺下叶有大片致密阴影。入院经抗生素治疗，病情好转，各种症状逐渐消失；X线检查示：左肺下叶的大片致密阴影缩小2/3面积。病人于入院后第9天自觉无症状出院。冬季征兵体检，X线检查左肺下叶有约3cm×2cm大小不规则阴影，周围边界不清，怀疑为支气管肺癌。在当地医院即做左肺下叶切除术。病理检查示：肺部肿块肉眼为褐色肉样，镜下为肉芽组织。

▶ 问题

1. 患者发生了什么疾病？为什么起病急、病情重、预后好？
2. 患者为何出现高热、寒战、白细胞计数增多？
3. 患者为什么会出现咳铁锈色痰？
4. 左肺下叶为什么会出现大片致密阴影？
5. 怀疑左肺下叶的支气管肺癌在病理检查后确诊为什么病变？是如何形成的？

【讨论分析】

1. 大叶性肺炎。肺炎球菌引起的急性肺泡内弥漫性纤维蛋白渗出性炎，细菌繁殖快，不破坏肺泡壁结构，大叶性肺炎易感人群主要为青壮年。

2. 细菌感染繁殖并释放毒素引起的炎症反应。

3. 肺泡腔内渗出的红细胞被巨噬细胞吞噬，形成含铁血黄素细胞混入痰中，使痰液呈铁锈色。

4. 肺泡腔内渗出大量纤维素、红细胞或中性粒细胞等，使病变肺叶实变。

5. 是大叶性肺炎的并发症：肺肉质变。肺泡腔内渗出的中性粒细胞渗出过少，其释放的蛋白溶解酶不足；渗出纤维蛋白过多，肺泡腔内的纤维素不能被完全溶解和清除而发生机化，病变肺组织呈褐色肉样。

案例 4

死者，男，生前患有慢性咳嗽、气喘 10 余年，伴反复下肢水肿及腹胀 3 年。尸检发现腹腔内积液 2000mL，色淡黄。双肺体积肿大，大部分区域可扪及捻发感，质软、弹性差，部分区域有实变。切面各级支气管均扩张，呈圆柱状，支气管壁增厚。镜下，支气管壁黏膜受损、糜烂、溃疡形成，黏膜上皮发生鳞状上皮化生，管壁可见淋巴细胞、浆细胞和中性粒细胞浸润，并见少量嗜酸性粒细胞，大部分肺泡呈不同程度的扩张，部分肺泡腔有水肿液，肺泡壁毛细血管扩张。心体积大于死者手拳，右心室明显扩张，壁厚达 7mm（通常以肺动脉瓣下 2cm 处，右心室肌壁≥5cm，为肺心病的病理诊断标准）。左心房、左心室无明显改变，右心房扩张。镜下，右心室心肌纤维肥大，核大而深染，心肌间质水肿。肝呈槟榔样改变。肝小叶周围带肝细胞发生脂肪变性，肝窦扩张、淤血，中央带肝细胞萎缩。

问题

请做出诊断并说明疾病的发展经过。

【讨论分析】

患者患有慢性支气管炎、肺气肿、支气管扩张症→慢性肺源性心脏病→全心衰，以右心衰为主（右心室扩张，左心无明显改变，槟榔肝、脂肪变性，腹水）。

第 8 节 消化系统

案例 1

患者，男，53 岁。因腹部灼烧、不适，总有饥饿感来院检查。半年以来食欲下降，伴餐后腹胀，有时一天要大便 2~3 次，便溏，吃较油腻食物，如鸡汤、骨头汤后，便会引起腹泻，通常要持续 4~5 天，但大便、小便等常规临床检验正常。

胃镜检查示：肉眼所见胃窦黏膜光滑，轻度红白相间。

▶ **问题**

1. 该患者患有什么疾病？
2. 为何出现溏便样腹泻？

▶ **问题**

1. 慢性萎缩性胃炎。
2. 胃腺萎缩→胃酸、胃蛋白酶分泌减少→胃消化功能下降→溏便样腹泻。

案例2

患者，男性，30岁。突然出现黄疸，昏迷，3天后死亡。尸体解剖证实为"急性重症肝炎"。

▶ **问题**

1. 急性重症肝炎的病变性质是什么？
2. 其肝脏有什么病理改变？
3. 其临床表现与病理变化有无联系？

【讨论分析】

1. 急性重症肝炎的病变性质是变质性炎症。
2. 肝脏的改变　弥漫性大片肝细胞坏死，仅小叶周边残留少数变性的肝细胞；可见淋巴细胞、巨噬细胞浸润及出血；肝体积变小，切面呈红色或黄色。
3. 临床表现与病理变化的联系　大量肝细胞坏死导致：①胆红素大量入血而引起黄疸；②肝功能衰竭。病人最后死于肝性昏迷。

案例3

患者，男，31岁。上腹部隐痛4年余，1年前腹痛加剧，经常呕吐，两个月来，面部及手足浮肿，尤以左上肢显著，尿量减少，食欲不振。30分钟前，排黑便，呕吐大量鲜血，突然昏迷而急诊入院。体格检查：消瘦，面色苍白，四肢湿冷，血压56/38mmHg，心音快而弱。两侧颈部、左锁骨上及腋下淋巴结显著肿大，血红蛋白84g/L，血浆总蛋白52g/L，白蛋白24g/L。抢救无效死亡。尸检：左上肢极度水肿，两下肢及背部也见水肿。胸腹腔内分别有1200mL及400mL淡黄色澄清液体。胃小弯幽门区有4cm×3cm×5cm肿块，质硬，表面溃疡、出血。镜检为腺癌。胃周围淋巴结、颈部及腋下淋巴结均见腺癌组织。肝肿大，色淡黄，质地较软，肝细胞内出现大小不等、界线清楚的球形脂滴，细胞核被挤在一侧。肾小管上皮细胞内充满大小不等、均质红染的圆形小体。

▶ 问题

1. 病人入院时的情况说明什么？是什么原因引起的？
2. 本例水肿与积水的原因是什么？肝脏与肾脏有何病变？分析其原因。
3. 试按疾病发展过程写出病理诊断。

【讨论分析】

1. 恶病质。由经常呕吐、食欲不振、出血、感染、发热、毒物吸收、疼痛等引起。
2. 水肿与积水的原因　低蛋白血症使血浆渗透压降低，组织间潴留过多水分引起水肿；肿瘤细胞阻塞致淋巴回流受阻、尿少等。

肝发生了脂肪变性，原因是营养不良、缺氧等；肾小管上皮细胞玻璃样变性，原因是原尿中重吸收蛋白质过多。

3. 病理诊断　胃小弯幽门区溃疡型腺癌，胃周围淋巴结、颈部及腋下淋巴结癌转移，水肿、胸腔积液、腹腔积液，恶病质，肝脂肪变性，肾小管上皮细胞玻璃样变性，消化道出血。

 案例 4

患者，男，45 岁。因肩背部疼痛 2 月余，加重 23 天，发热半个月入院。病初为右肩部酸胀痛，不红肿，伴轻度畏寒，针灸后疼痛缓解。但以后疼痛逐渐加剧，且有时感到剑突下及右下腹疼痛，入院前 1 个月开始食欲减退，体重逐渐减轻。15 年前患肝炎。体格检查：双腋下扪及黄豆和蚕豆大小数个淋巴结。肝区有压痛。血生化示：血清碱性磷酸酶 5.5U/L，甲胎蛋白（-）。胸部 X 线检查示：右膈肌抬高，胸部运动稍受限。超声波检查示：肝大，肝内有多个小液平段，疑为胆囊疾患及多发性肝脓肿。肝穿刺未见癌细胞。腹腔穿刺获血性腹水，查见癌细胞。次日胸部 X 线检查示：两肺多数不等结节状阴影。

▶ 问题

1. 本例诊断是什么？依据何在？并根据 X 线检查推测肺部为何病变。
2. 病人肩背部疼痛说明什么？其发生机制是什么？

【讨论分析】

1. 诊断　①胃癌肺转移；②肝脓肿。

诊断依据　①病人有剑突下疼痛，食欲减退，体重减轻；血性腹水，检出癌细胞；X 线检查见两肺多数不等结节状阴影。②病人有肩背部疼痛，畏寒发热；胸部 X 线检查见右膈肌抬高，胸部运动稍受限；超声波检查肝大，肝内有多个小液平段。

肺部病变：胃癌肺转移。

2. 肝部有病变，肝脓肿刺激膈肌，引起右肩部牵涉痛。

第9节 泌尿系统

案例 1

患儿,男,8 岁。因眼睑水肿、尿少 3 天入院。1 周前曾发生上呼吸道感染,体格检查:眼睑浮肿,咽红肿,心肺无异常,血压 125/90mmHg。实验室检查:尿常规示:红细胞(++),尿蛋白(++),红细胞管型 0~3/HP;24 小时尿量 350mL,尿素氮 11.3mmol/L,血肌酐 173μmol/L。B 超检查示:双肾对称性增大。

▶ **问题**

1. 患儿出现了哪种疾病?诊断依据有哪些?
2. 请描述患者肾脏的病理变化。
3. 根据病理变化解释患者出现的一系列临床表现。

【讨论分析】

1. 急性弥漫性增生性肾小球肾炎。诊断依据:儿童,感染病史,急性肾炎综合征(水肿、高血压、血尿、蛋白尿、管型尿、少尿),伴氮质血症,双肾肿大。

2. 镜下:肾小球体积增大,细胞数目增多,主要为系膜细胞和内皮细胞增生肿胀,可见中性粒细胞浸润;肾小管上皮细胞发生细胞水肿和脂肪变,管腔内形成管型;肾间质轻度充血水肿,炎细胞浸润。肉眼:双肾体积增大,包膜紧张,表面光滑,因明显充血而色泽红润,呈大红肾;若肾小球存在毛细血管破裂出血,表面可见散在出血点,呈"蚤咬肾";切面皮质增厚,皮髓质界线清楚。

3. 表现为急性肾炎综合征。系膜细胞和内皮细胞增生肿胀致肾小球滤过率(GFR)下降,少尿或无尿,进而出现氮质血症;毛细血管壁损伤,通透性增加致蛋白尿、血尿、管型尿;GFR 下降和变态反应引起的毛细血管通透性增加致水肿,轻者眼睑水肿,重者全身水肿;水钠潴留和血容量增加致高血压。

案例 2

患者,女,47 岁。反复尿频、尿急、尿痛 10 年,间歇性眼睑水肿 2 年,阵发性腰痛伴夜尿频繁 1 年,加重 10 天入院。体格检查:血压 154/106mmHg,双肾叩击痛。实验室检查:尿白细胞(++),蛋白(++),尿比重 1.010,尿培养大肠埃希菌生长,血肌酐 470μmol/L。B 超检查示:双肾不对称缩小,变形明显。

▶ **问题**

1. 可能的诊断是什么？
2. 可能的病理改变有哪些？

【讨论分析】

1. 可能的诊断是慢性肾盂肾炎。依据：膀胱刺激征（尿频、尿急、尿痛），眼睑水肿，腰痛、夜尿；高血压、肾叩击痛；蛋白尿、脓尿、尿培养见大肠埃希菌、氮质血症；B超所见。

2. 肾盂肾炎的病变主要在肾间质及肾小管，双侧肾脏不等大，属化脓性炎，发病与细菌感染有关（主要为大肠埃希菌）。炎细胞浸润、纤维组织增生；肾小管：部分萎缩坏死，部分扩张、充满胶样蛋白管型；肾小球：球囊周围纤维化或球囊壁纤维性增厚，最终肾小球萎缩、纤维化、玻璃样变。肾小管病变显著→肾小球功能下降→浓缩障碍（多尿、夜尿），重吸收障碍→等渗尿；肾纤维化小血管硬化→肾素分泌增加→高血压；肾单位严重破坏→氮质血症、肾功能衰竭。

案例 3

患者，男，50岁。间断性眼睑水肿3年，血压持续升高3年，多尿、夜尿2个月，近几天尿量减少。自述10岁时曾患"肾炎"，经住院治疗痊愈。

体格检查：血压 190/135mmHg。实验室检查：血红蛋白 80g/L，尿常规示：尿比重 1.008，蛋白（+++），颗粒管型（+），脓细胞（-）。血非蛋白氮（NPN）214mmol/L。入院后经抢救治疗，于第5天出现嗜睡及心包摩擦音，第7天出现昏迷，第8天死亡。

尸体解剖主要所见：左肾重 37g，右肾重 34g；两肾体积明显缩小，表面呈细颗粒状，无明显瘢痕；切面见肾实质变薄，皮髓质分界不清，肾盂黏膜稍增厚但不粗糙。镜下见多数肾小球萎缩、纤维化、硬化，肾小管萎缩；间质纤维组织明显增生及淋巴细胞浸润；残留肾小球体积增大，肾小管扩张；间质小动脉壁硬化，管腔狭小。心脏重 450g，心包脏层粗糙，有纤维蛋白牵连痕迹，并有少量出血点，左心室壁增厚，左右心室稍扩张。脑重 1600g，脑回变宽。

▶ **问题**

1. 最可能的诊断和诊断依据？
2. 组织学的基础有哪些？

【讨论分析】

1. 常见诊断是慢性肾炎、慢性肾功能衰竭、尿毒症。诊断依据：病史；眼睑水肿、高血压、多尿、夜尿、尿量减少；嗜睡（尿毒症性脑病），心包炎（尿毒症性心包炎），脑回增宽、脑沟变浅（脑水肿）；低蛋白血症、蛋白尿、管型尿；继发性颗粒性固缩肾。

2. 组织病理学的改变过程　肾纤维化及肾细小动脉硬化→肾缺血→肾素分泌增加→高

血压→心肌肥厚；早期部分肾单位健存→多尿、夜尿等；后期大量肾单位被破坏→少尿、等渗尿；尿毒症性心包炎（纤维素性炎）→心包摩擦音；脑回增宽、脑沟变浅（脑水肿）→嗜睡、昏迷（尿毒症性脑病）。

第10节 女性生殖系统

案例 1

患者，女性，39岁。体检发现子宫肌瘤已有5余年，且近期发现肌瘤增大，伴随月经量增多及尿频症状已持续1年。患者无贫血貌，下腹部可触及质硬包块。妇科检查显示子宫如孕3月大小，前壁突出，质硬，活动度良好。B超检查显示子宫肌层有多个低回声区，最大者位于宫体左侧壁。血常规检查显示轻度贫血。

▶ 问题

1. 根据患者病史、临床表现和辅助检查结果，如何诊断？
2. 子宫肌瘤的主要构成组织是什么？常见的生长部位有哪些？
3. 子宫肌瘤有哪些特殊的病理类型？其变性形式有哪些？
4. 如何根据患者的具体情况制订治疗方案？

【讨论分析】

1. 诊断　根据患者的病史、临床表现和B超检查结果，诊断应考虑为子宫肌瘤，并伴有继发性贫血（轻度）。

2. 子宫肌瘤的构成组织　子宫肌瘤主要由子宫平滑肌组织和纤维结缔组织构成。子宫肌瘤的生长部位通常在子宫肌层，按照生长部位可分为宫体肌瘤和宫颈肌瘤；根据与子宫肌壁的关系，又可分为肌壁间肌瘤、浆膜下肌瘤和黏膜下肌瘤。

3. 特殊病理类型与变性形式

（1）特殊病理类型　包括富细胞性平滑肌瘤、奇怪型平滑肌瘤和血管平滑肌瘤。

（2）变性形式　主要有透明变性、水肿变性或囊性变、红色变性、钙化和肉瘤样变。

4. 治疗方案　根据患者的具体情况，考虑到肌瘤的大小、生长速度、症状以及患者的年龄和生育需求，可选择子宫肌瘤剔除术作为治疗方案。

案例 2

（1）患者，女，41岁。因发现宫颈病变半个月入院。患者平素月经规则，17岁初潮，7/28天，量中，无痛经等不适。

(2) 1月前当地医院常规体检,发现宫颈病变。液基薄层细胞学检查(TCT),不能排除高级别鳞状上皮内病变的不典型鳞状细胞(ASC-H),HPV-18(+),阴道镜活检病理提示宫颈浸润性鳞状细胞癌。阴道B超检查提示:宫颈前唇见-低回声区,范围约16mm×10mm×19mm。盆腔MRI提示:宫颈外口前唇宫颈癌,主要向前穹隆腔内生长。

(3) 患者否认白带增多、色黄、异味等不适,异常阴道流血、阴道排液等症状。自发病以来,胃纳佳,睡眠可,二便无殊,体重无明显变化。

(4) 妇科检查

外阴:已婚经产式。

阴道:畅,黏膜光滑。同房后阴道出血,少许水样分泌物,腥臭味。阴道穹隆光滑未见病变累及。

宫颈:中糜,触血阳性,上唇见约2cm×2cm×2cm大小菜花状赘生物。

宫体:中位,正常大小,形态规则,无压痛。

附件:双侧软,未及明显增厚及肿块。

(5) 实验室和影像学检查

HPV-DNA:18型(+)。

TCT:不能排除高级别鳞状上皮内病变的不典型鳞状细胞(ASC-H)。

阴道镜活检病理切片会诊:宫颈浸润性鳞状细胞癌。

妇科阴道B超检查示:宫颈前唇局部回声偏低,范围约15mm×10mm×20mm;子宫双卵巢未见明显异常。

盆腔MRI示:宫颈外口前唇宫颈癌,主要向前穹隆腔内生长。

▶ 问题

1. 结合患者的各项检查,该患者发生宫颈癌的最可能原因是什么?
2. 宫颈癌的组织类型主要为哪几种类型?宫颈癌发展过程分为哪几个阶段?通常有哪几种转移方式?

【讨论分析】

1. 结合患者的检查,推测该患者发生宫颈癌的最可能原因是HPV感染。
2. 宫颈癌的组织发生来源主要有三种,即宫颈阴道部或移行带的鳞状上皮、柱状上皮下的储备细胞及子宫颈管黏膜柱状上皮,而组织类型主要有鳞状细胞癌及腺癌两种。
3. 子宫颈癌的发生和发展是一个缓慢的过程,按其发展过程分为:不典型增生(癌前病变)-原位癌-浸润癌三个阶段。
4. 子宫颈癌的转移途径以直接蔓延和淋巴转移为主,血性转移极少见。其中直接蔓延最常见。癌组织直接侵犯邻近器官,向下侵犯阴道,向上可累及子宫下段与宫体,向两侧可扩散至子宫颈旁及阴道旁组织,甚至延伸至骨盆壁,向前后可侵犯膀胱及直肠。

【拓展阅读】

宫颈癌是一种严重危害女性健康和生命的恶性肿瘤,然而,由于之前并不清楚宫颈癌的元凶，预防措施只能局限于体检筛查，以期望发现早期肿瘤而提高治疗成功率。直到科学家发现了宫颈癌元凶——人乳头瘤病毒，这种疾病才有了从根本上得以预防的可能。研究者们开始致力于研制 HPV 疫苗。其中澳大利亚免疫学家伊恩·弗雷泽和华人生物学家周健作出了重要贡献。他们利用新的实验手段，直接发明了原始型号的 HPV 疫苗。周健和 2006 年度荣获"澳大利亚年度人物"称号的伊恩·弗雷泽教授一起，发明了世界上第一支预防宫颈癌的疫苗。

案例 3

患者，女，43 岁，孕 6，产 4+2。主诉：阴道不规则流血伴臭水 9 个月。现病史：入院前 9 个月产胎后阴道一直不规则流血，白带多而臭，伴下腹部解大便时疼痛，咽部疼痛，吞咽困难，听力下降，人渐消瘦。

体格检查：全身明显消瘦。宫颈表面凹凸不平、质硬，表面坏死，阴道穹窿消失，双附件（一）。入院用镭治疗，但病情呈进行性恶化，于入院后 4 个多月死亡。

尸检摘要：

死者呈恶病质状态，局部检查：坏死腐烂瘤组织代替子宫颈，下侵及阴道穹窿，上侵及整个子宫，前侵及膀胱后壁，致使双输尿管受压，右侧更甚，后侵及直肠，两侧侵及子宫阔韧带，并与子宫穿通形成窦道。子宫、直肠、膀胱、输尿管粘连成团并固定于盆腔壁，左髂动脉及腹主动脉淋巴结肿大、发硬、呈灰白色。肝及双肺表面和切面均可见大小不等、周界清楚的灰白色球形结节。左肾盂扩大，为 5cm×2.8cm，肾皮髓质厚 1.6cm，伴轻度充血；右肾盂显著膨大成囊，剖开有液体流出，肾皮髓质厚 1.2cm。输尿管变粗，横径 1.2cm，有积液。左耳下区有 5cm×3.5cm 大小的病灶，剖开有黏稠脓液及坏死组织，未见清楚的脓肿壁，此病灶与表面皮肤穿通形成窦道。左扁桃体稍大，左咽侧壁与左耳下病灶穿通。右足及小腿呈凹陷性水肿。取子宫颈、肝、肺病灶组织镜检，见肿瘤组织呈条索状或小团块状排列，瘤细胞大小不等，核大、深染、可见病理性核分裂，见区域瘤细胞有向鳞状上皮分化，但未见角化珠，间质多，有淋巴细胞浸润。肿大淋巴结亦见上述肿瘤。

▶ 问题

1. 根据诊断和依据，说明疾病的发生、发展过程及其相互关系是什么？
2. 请解释患者出现耳、咽、肾症状和体征的原因。
3. 该患者的死亡原因是什么？

【讨论分析】

1. 病理诊断　子宫颈鳞状细胞癌伴广泛浸润和转移。

（1）子宫颈鳞状细胞癌浸及阴道、子宫体、阔韧带、膀胱后壁及直肠，形成子宫直肠瘘。

（2）腹主动脉和髂动脉旁淋巴结癌转移。

（3）肝、肺癌转移。

（4）恶病质。

2. 左耳下脓肿伴皮肤和左咽侧壁窦道形成；慢性盆腔炎伴双侧输尿管及肾盂积液。

3. 死亡原因　恶性肿瘤所致全身衰竭死亡。

第11节　内分泌系统

案例1

患者，女性，53岁。既往有家族性高血压病史10年。5年前出现口干、多饮、多尿等症状伴体重减轻3kg，在当地医院诊断为2型糖尿病，予口服降糖药物治疗，未规律服药，未定期监测血糖，此次因口干症状再发加重1周收住入院。患者间歇性跛行1年余，双下肢肢端麻木半年，未进一步诊治。

体检的阳性发现：身高155cm，体重64kg，体重指数26.64，血压152/98mmHg。双下肢足背动脉搏动稍减，皮温降低。双下肢触觉减退，温度觉降低，痛觉过敏。

实验室和影像学检查：空腹血糖10.2mmol/L，餐后2小时血糖19.8mmol/L，糖化血红蛋白11.3%，空腹胰岛素17.9pmol/L，餐后2小时胰岛素50.3pmol/L。颈动脉彩超示：右侧颈动脉中膜稍厚，两侧颈动脉有斑块形成。上腹部彩超示：肝回声细密。心脏彩超示：左房大，左室舒张功能减退，二尖瓣轻度反流，主动脉瓣退变伴轻微反流。双下肢血管彩超示：双下肢静脉通畅，双下肢动脉可见散状斑块，右侧胫后动脉闭塞。肌电图示：上下肢周围神经病变，右正中神经腕部损害，双侧腓总神经、双侧胫神经F波潜伏期侧间差变大。

诊断与诊断依据

诊断：2型糖尿病，糖尿病性大血管病变，糖尿病性周围神经病变，高血压病。

2型糖尿病的诊断依据：

（1）出现典型的"三多一少"的症状。体重下降3kg。身高155cm，体重64kg，体重指数26.64。

（2）实验室检查：空腹血糖10.2mmol/L，餐后2小时血糖19.8mmol/L，糖化血红蛋白11.3%，空腹胰岛素17.9pmol/L，餐后2小时胰岛素50.3pmol/L，发现血糖和糖化血红蛋白升高伴胰岛释放功能下降。

（3）根据病史及辅助检查排除继发性糖尿病及1型糖尿病的可能。

糖尿病性大血管病变的诊断依据：

（1）间歇性跛行1年余。

（2）2型糖尿病基础疾病。

（3）体格检查：双下肢足背动脉搏动稍减，皮肤温度降低。

（4）颈动脉彩超示：右侧颈动脉中膜稍厚，两侧颈动脉有斑块形成。上腹部彩超示：肝回声细密。心脏彩超示：左房大，左室舒张功能减退，二尖瓣轻度反流，主动脉瓣退变伴轻微反流。双下肢血管彩超示：双下肢静脉通畅，双下肢动脉可见散状斑块，右侧胫后动脉闭塞。糖尿病性周围神经病变的诊断依据：

(1) 2 型糖尿病基础疾病。

(2) 双下肢肢端麻木症状半年。

(3) 体格检查：双下肢触觉减退，温度觉降低，痛觉过敏。

(4) 肌电图示：上下肢周围神经病变，右正中神经腕部损害，双侧腓总神经、双侧胫神经 F 波潜伏期侧间差变大。

高血压病的诊断依据：

(1) 有高血压病家族史。

(2) 排除继发性高血压病。

(3) 体格检查：血压 152/98mmHg。

处理方案及理由：

(1) 低盐低脂糖尿病饮食，戒烟控酒。

(2) 密切观察生命体征，避免长时间走动。

(3) 糖尿病宣教，监测血糖，动态观察。

(4) 完善辅助检查，注意眼底及肾脏病变。

(5) 室内要保持环境通风，注意保暖，尽量防止上呼吸道感染。

(6) 保持口腔卫生，坚持早晚刷牙，饭后漱口。

(7) 保持皮肤和会阴部的清洁，避免皮肤感染。如有外伤或皮肤感染，勿随意用药，尤其是刺激性强的药物。

(8) 足部的护理，每日检查足部一次，注意足部皮肤的皮温、色泽以及足部神经的感觉，足背动脉的搏动情况，每晚用温水洗足，选用宽松柔软的袜子，修剪指甲时勿损伤皮肤。

(9) 安排体育锻炼，糖尿病患者锻炼时不要空腹，要注意低血糖发生的情况，随身携带一些糖果，一旦有低血糖的反应及时服用。

(10) 低血糖的反应和护理，患者、家属应该对低血糖的症状有足够的认知，常见临床症状有心慌、头晕、出汗、面色苍白、饥饿等，如发生上述现象，应及时告知护士，监测血糖。

(11) 调整口服的降糖药物，予以前列地尔改善微循环，甲钴胺营养神经。

▶ 问题

1. 2 型糖尿病有哪些急慢性并发症？
2. 2 型糖尿病治疗的"五驾马车"和控制的目标是什么？
3. 2 型糖尿病的三级预防、护理、宣教要点有哪些？

【讨论分析】

1. 2 型糖尿病是胰岛分泌的胰岛素相对不足造成的综合性能量代谢障碍综合征。其并发症包括急性与慢性两大类。

（1）急性并发症中，糖尿病酮症酸中毒尤为常见。患者常表现为口干、多饮、乏力等症状，当随机血糖超过16.9mmol/L时，须高度警惕并立即就医。此外，高血糖高渗状态亦须积极治疗。糖尿病患者因血糖控制不佳，常反复发生皮肤化脓性感染及真菌感染，如疖、痈、足癣等，这些皮肤问题可能成为患者首次就诊的原因。

（2）慢性并发症主要涉及大血管和微血管。大血管病变主要影响心脏和大脑，血糖控制不佳易导致冠心病、脑梗死等心脑血管疾病。微血管病变则表现为视网膜、肾脏和神经的损害，其中糖尿病肾病和视网膜病变尤为严重。糖尿病肾病常见于病史超过10年的患者，其危害仅次于冠状动脉和脑血管病变。因此，糖尿病患者除了定期监测血糖外，还应定期检查尿常规，警惕蛋白尿的出现。糖尿病视网膜病变是失明的重要原因之一，同时还可导致黄斑病变、白内障等眼部问题。神经病变则表现为手脚麻木、灼热感等症状，尤其在夜间及寒冷时加重。糖尿病患者还易患糖尿病足，须特别注意足部护理。

2. 糖尿病的治疗须采取综合性策略，包括饮食、运动、药物、健康教育和血糖监测五个方面，被称为糖尿病治疗的"五驾马车"。五个方面须相互配合，以有效控制血糖，预防并发症。此外，2型糖尿病患者常伴随高血压、血脂异常、肥胖等代谢综合征，这些并发症进一步增加了糖尿病的治疗难度和危害。因此，治疗策略应综合考虑血糖、血压、血脂和体重的控制，必要时还须进行抗血小板治疗。

3. 对于2型糖尿病患者，预防并发症至关重要。这需要通过三级预防护理宣教来实现：一级预防着重于科学的生活方式干预，预防糖尿病的发生；二级预防则是对已确诊的糖尿病患者进行全面的管理，控制血糖，预防并发症；三级预防则针对已出现并发症的患者，通过综合手段管理血糖，防止并发症进一步发展为器质性疾病。

总之，2型糖尿病患者应积极治疗基础疾病，通过科学的生活方式和综合管理策略，预防并控制并发症的发生和发展。

案例2

患者，女性，55岁，经商。平素体健。近1年患者食欲突增，夜间常常失眠，难以入睡，常与顾客发生口角，经常感心慌、气短、胸闷伴心率增快。频繁进食，体重不见增长，反而日渐消瘦。面部神情紧张，眼球突出，爱流泪，常戴墨镜。

体格检查：体温37℃，呼吸108次/分，呼吸19次/分，血压110/76mmHg，身高160cm，体重43kg。神志清，双侧眼球轻度突出，Stellwag征（+），两侧甲状腺Ⅲ度肿大，未及震颤，未及血管杂音。心率108次/分，心律齐，未及杂音。腹平软，肝脾肋下未及。闭目后双手细颤（+）。

甲状腺功能检查：FT3：10.34pg/mL（正常1.21～4.18pg/mL），TT3：4.35ng/mL（正常0.69～2.15ng/mL），FT4：24.81pg/mL（正常8.9～17.2pg/mL），TT4：165ng/mL（正常52～127ng/mL），TSH：0.01uIU/mL（正常0.3～4.5uIU/mL），TRAb：28.91IU/L（正常0～1.75IU/L）。血常规：WBC 5.3×10^9/L，中性粒细胞 3.2×10^9/L，PLT 199×10^9/L。

问题

1. 甲亢的病因有什么？
2. 目前甲亢可以选择的治疗方式有哪些？
3. 说出甲亢患者的饮食宣教要点。

【讨论分析】

1. 一般情况下，人体自身甲状腺产生和分泌的甲状腺激素能够满足身体需求，当甲状腺本身产生过多甲状腺激素时，就会出现甲亢。甲亢的病因很多，最常见的是Graves病，其他还包括多结节性毒性甲状腺肿、甲状腺自主高功能腺瘤、散在性或家族性非自身免疫性甲亢、碘甲亢、人绒毛膜促性腺激素（hCG）相关性甲亢、促甲状腺激素（TSH）瘤甲亢和新生儿甲亢等。

2. 目前甲亢的治疗方式有药物治疗、碘-131治疗和手术治疗，需要结合患者的具体情况来选择合适的治疗方式。

3. 甲亢患者饮食宣教要注意以下几点：

(1) 饮食忌碘，避免食用碘盐及含碘高的食物，如海带、紫菜、海贝、海鱼等。

(2) 戒烟戒酒，不要喝咖啡、浓茶等饮料。

(3) 饮食以高热量、高蛋白、丰富维生素为主，避免进食加重甲状腺肿的食物，如白菜、卷心菜、芥末、木薯、蒜等。

(4) 甲亢的患者表现为高代谢的状态，可以增加富含蛋白质的食物。

(5) 甲亢的患者通常容易出现腹泻，纤维素食物可以增加肠道的蠕动，所以甲亢的患者应该尽量避免过量纤维素的摄入。注意定期复查甲状腺功能，及时根据甲状腺功能状态调整治疗方案。

案例3

患者，女性，42岁。因发热伴咽痛1周来院诊治。患者既往体健，1周前有上感病史，无甲状腺疾病相关病史及家族史。

体格检查：体温38.1℃，脉搏94次/分，呼吸19次/分，血压100/70mmHg。神志清，双侧眼球无突出，两侧甲状腺Ⅱ度肿大，有触痛，未及震颤，未及血管杂音。心肺阴性。腹平软，肝脾肋下未及。闭目后双手细颤（−）。

甲状腺彩超示：两侧甲状腺回声不均，可见甲状腺右叶、左叶中下部及峡部回声减低区域，最大10mm×13mm。

甲状腺功能测定：FT3 9.01pg/mL，TT3 5.32ng/mL，FT4 31.84pg/mL，TT4 171.12ng/mL，TSH 1.0mIU/L，TPOAb 18IU/mL，TGAb 70IU/mL。红细胞沉降率62mm/h。

问题

1. 该患者的疾病诊断是什么？有哪些诊断依据？

2. 患者可以通过哪些手段预防该疾病？

【讨论分析】

1. 该患者诊断考虑亚急性甲状腺炎。诊断依据是患者的全身症状、甲状腺肿大和疼痛，甲状腺彩超和甲状腺功能异常，红细胞沉降率加快。且患者既往无甲状腺疾病病史，1周前有上感病史。

2. 亚甲炎是亚急性甲状腺炎的简称，又称为亚急性肉芽肿性甲状腺炎。亚甲炎的病因目前尚不明确，一般认为和病毒感染有关。因为大多数患者发病前常有呼吸道感染病史，发病有季节性，并有一定的流行趋势，并且患者体内存在病毒抗体。最常见的是柯萨奇病毒抗体，其次是腺病毒抗体、流感病毒抗体。从亚甲炎的发病原因来看，预防亚甲炎主要在于预防感染，需要在感冒流行的季节预防感冒。平时需加强身体锻炼，增强身体免疫力，提高身体抗病毒的能力。

案例 4

患者，女性，41岁。有高血压病和糖尿病家族史。患者喜食高热量、高蛋白食物，平时情绪不稳定、烦躁、失眠。

体格检查：血压160/98mmHg。体态肥胖，呈满月脸、多血质外貌，颜面部圆润、色暗红，胸、腹、颈、背部脂肪厚，四肢相对瘦小，下蹲后起立困难。大腿、手臂皮肤多处瘀斑。下腹两侧、大腿外侧出现紫纹。

实验室检查：血皮质醇（上午8：00）340nmol/L，血皮质醇（16：00）188nmol/L，血皮质醇（24：00）267nmol/L，尿游离皮质醇多在401nmol/24h。小剂量地塞米松抑制试验，第二天尿17-羟皮质类固醇不能被抑制到对照值的50%以下。

问题

1. 患者目前考虑什么疾病？诊断依据是什么？
2. 治疗过程中患者饮食需要注意什么？

【讨论分析】

1. 患者目前考虑库欣综合征。诊断依据是临床表现和辅助检查，血皮质醇浓度早晨高于正常，晚上不明显低于清晨（表示正常的昼夜节律消失），尿游离皮质醇多在304nmol/24h以上，小剂量地塞米松抑制试验，第二天尿17-羟皮质类固醇无法被抑制到对照值的50%以下。

2. 建议进食低热量、高蛋白及高钙食物，如牛肉、鸡蛋等。建议摄入充足的钙及维生素D，如牛奶、豆浆等。库欣综合征患者伴有高血压时要尤其注意限制饮食中盐的摄入量。避免进食辛辣等刺激性食物，以免对身体产生刺激。

皮质醇增多症加高血压，应降血压、治疗原发病、降低皮质醇水平、保护垂体功能、缓解临床症状体征并治疗相关系统的并发症以提高生活质量。注意健康饮食、适量运动以减轻肥胖、高血压、高血糖等与库欣综合征相关的症状。

案例 5

患者，男性，23 岁。近半月来突然极度口渴，大量饮水且排尿增多。每天饮水约 10L。伴乏力、腹胀。

体格检查：体温 36.7℃，脉搏 71 次/分，呼吸 19 次/分，血压 110/76mmHg。神志清，精神疲软。心肺阴性。腹平软，肝脾肋下未及。

实验室检查：尿常规示尿比重 0.98。

问题

1. 该患者首先考虑什么疾病？
2. 诊断该病需要进一步做哪些检查？

【讨论分析】

1. 该患者首先考虑尿崩症。
2. 诊断尿崩症可以进一步行蝶鞍摄片、视野检查，必要时做 CT 或者 MRI 等检查明确或者排除有无垂体或者附近的肿瘤，还要进行禁水试验或者禁水-加压素试验。

案例 6

患者，女性，40 岁。停经 10 年。近期患者出现食欲减退、畏寒、乏力、嗜睡、伴思维迟钝，来院后追问病史，患者 11 年前分娩时有产后大出血病史。

体格检查：体温 36.6℃，脉搏 68 次/分，呼吸 19 次/分，血压 90/58mmHg。神志清，精神疲软，面色苍白，黏液性水肿面容，心肺阴性。腹平软，肝脾肋下未及。眉毛、腋毛、阴毛均稀少。皮肤干燥。

甲状腺功能测定：FT3 5.34pg/mL，TT3 3.18ng/mL，FT4 11.93pg/mL，TT4 110.26ng/mL，TSH 0.98uIU/mL。性激素系列：雌二醇 70.67pmol/L，催乳素 5.99μg/L，卵泡刺激素 9.87IU/L，黄体生成素 23.83IU/L。

问题

1. 该患者的诊断考虑什么疾病？引起患者患病的原因是什么？
2. 治疗该病有哪些注意事项？

【讨论分析】

1. 结合患者的病史、临床表现和实验室检查，诊断腺垂体功能减退症（Sheehan 综合征）。该患者发生疾病的原因为妊娠期腺垂体增生肥大，血供丰富。若围生期因为前置胎盘、胎盘早剥、胎盘滞留、宫缩无力等引起大出血、休克、血栓形成，引起腺垂体大部分缺血性坏死和纤维化。

2. 腺垂体功能减退症采用相应的靶腺激素替代治疗能取得显著效果，可改善精神和体力活动，改善全身代谢及性功能，防治骨质疏松，但需要长期甚至终身维持治疗。应激情况下需要适当增加糖皮质激素剂量。所有的替代药物宜口服给药。在治疗过程中应先补充糖皮质激素，再补充甲状腺激素，避免肾上腺危象的发生。对高龄、冠心病和骨密度低的患者，补充甲状腺激素宜从小剂量开始，逐渐递增。如果有生育需求，女性患者宜雌孕激素周期治疗3~4个月，再配合使用促排卵药物等。

【拓展阅读】

几种常见内分泌疾病的临床表现（表3-1）

表3-1 几种常见内分泌疾病的临床表现

综合征名称	临床表现
促性腺激素和催乳素分泌不足综合征	女性：产后无乳或少乳汁、闭经、性欲减退，渐见乳房萎缩。腋毛、阴毛脱落，子宫萎缩 男性：胡须少、阳痿、睾丸松软缩小、乏力等
促甲状腺激素不足综合征	畏寒、嗜睡、乏力、纳食少、腹胀、便秘、智力减退、胖肿。皮肤干、粗、冷、苍白、精神淡漠，反应迟钝，时有精神异常。心动过缓，心电图示低电压、T波变化等 临床表现较原发性甲状腺功能减退症轻
促肾上腺皮质激素不足综合征	常有极度疲乏、厌食、恶心、呕吐，机体免疫力差，故易感染。脉搏常细弱，血压偏低，严重病例时有发作性低血糖，对胰岛素异常敏感
促黑素分泌减少	患者肤色浅淡，与原发性肾上腺皮质功能减退症表现的色素沉着、肤色黑相反
垂体危象及昏迷	诱因：各种应激如感染、腹泻、中暑、手术、麻醉剂、使用镇静剂、降血糖药物等

第12节 感染性疾病

案例

患者，男，38岁，工人。因消瘦1年多加重1个月入院。1年前患者出现咳嗽、多痰，数月后咳嗽加剧，并伴有大咯血，咯血后症状日渐加重。反复出现畏寒、低热及胸痛等症状，至3个月前痰量明显增多，精神萎靡，体质明显变弱，并出现腹痛、间歇交替性腹泻伴便秘。10年前其父因结核性脑膜炎死亡，患病期间曾同其父密切接触。

体格检查：体温38.5℃，慢性病容，消瘦苍白，两肺布满湿啰音，腹软，腹部触之柔韧。胸部X线检查可见肺部有大小不等的透亮区及结节状阴影。痰液检出抗酸杆菌。入院后经积极抗结核治疗无效而死亡。

尸检摘要：全身苍白，消瘦，肺与胸壁广泛粘连，胸腔、腹腔内均可见大量积液，喉头黏膜及声带粗糙。两肺胸膜增厚，右上肺一厚壁空洞，直径3.5cm，两肺各叶均见散在大小不一、灰黄色、干酪样坏死灶。镜下见结核结节及干酪样坏死区，并以细支气管为中心的化脓性炎。回肠下段见多处带状溃疡，镜下有结核病变。

问题

1. 根据临床及尸检结果，作出该患者的疾病诊断并说明诊断依据。
2. 用病理知识解释相应临床症状。
3. 请说明各种病变的关系。
4. 请结合实际，提出对这类疾病的防治方案。

【讨论分析】

1. 结核病：继发性肺结核、结核性胸膜炎、肠结核、结核性腹膜炎；小叶性肺炎。诊断依据：病史；咳嗽、咳痰、消瘦、咯血、胸痛、腹泻伴便秘；胸部X线检查、痰液检查所见；尸检结果。

2. 小叶性肺炎及肺结核时炎症刺激支气管、炎症渗出→咳嗽、咳痰；全身消耗、腹泻、便秘→消瘦；溃疡型肠结核、结核性腹膜炎→腹泻、便秘、腹痛、腹软；结核累及胸膜→胸痛；结核性胸膜炎→胸腔积液；肠结核→腹水；肺内干酪样坏死物液化、小叶性肺炎细支气管为中心的化脓性炎→两肺湿啰音。

3. 肺结核→结核性胸膜炎→胸腔积液；肺结核→肠结核→结核性腹膜炎→腹水；结核病→机体免疫力低下→小叶性肺炎。

4. 隔离；抗结核治疗；对症营养。

第四章　病理生理学

第1节　疾病概论

案例1

女性患者，71岁。因在看电视时突感头晕，冒冷汗，不久昏迷而急症入院。患者患高血压已30余年，经体检和CT诊断为脑干大出血，给予抢救。第二天呼吸心跳突然停止，深度昏迷，经用呼吸机、心脏起搏器和药物抢救后心跳恢复到130~140次/分，但瞳孔始终散大，经检查脑电波消失，脑血流停止。

▶ 问题

该患者是否发生脑死亡？是否还有继续治疗的意义？

【讨论分析】

患者发生了脑死亡，因为患者自主呼吸停止，深度昏迷，瞳孔始终散大；经检查脑电波消失，脑血流停止。没有继续治疗的意义。

案例2

患者李女士，35岁，公司白领。主诉：近期疲劳乏力，头晕目眩，注意力不集中，睡眠质量差，食欲不振。检查：基本生命体征正常，常规实验室检查未见异常。

▶ 问题

1. 分析李女士可能的亚健康状态及其原因。

2. 如何初步评估与干预亚健康状态？

3. 哪些生活习惯可能导致亚健康？

【讨论分析】

1. 亚健康状态及原因　李女士的症状符合亚健康表现，可能由工作压力大、饮食不规律、缺乏运动等导致。

2. 评估与干预　通过问卷、体检初步评估，干预需调整生活方式、减轻压力。

3. 生活习惯与亚健康　不规律饮食、缺乏运动等习惯易导致亚健康。制订合理饮食、运动、减压方案。

第2节　水、电解质代谢紊乱

案例 1

患儿，女，18个月。因腹泻、呕吐3天入院。起病以来，每天腹泻6~7次，水样便，呕吐4次，无法进食，每日补5%葡萄糖溶液1000mL，尿量减少伴腹胀。

体检：精神萎靡，肛温37.5℃，脉搏速弱，150次/分，呼吸浅快，55次/分，血压86/50mmHg，皮肤弹性减退，两眼凹陷，前囟下陷，腹胀，肠鸣音减弱，腹壁反射消失，膝反射迟钝，四肢凉。

实验室检查：血清钠128mmol/L，血清钾3.2mmol/L。

▶ 问题

该患儿发生了何种水、电解质代谢紊乱？有何依据与原因？请解释临床表现的病理生理基础。

【讨论分析】

（1）该患儿发生了低渗性脱水和低钾血症。

（2）低渗性脱水原因　患儿呕吐、腹泻3天未予以处理，丢失大量等渗性液体，补充了葡萄糖水而未补充电解质，血清钠低于130mmol/L，故发生了低渗性脱水。患儿有明显的失水体征，如皮肤弹性减退、两眼凹陷、前囟下陷，是组织间液减少的表现。

（3）低钾血症原因　患者连续数天呕吐、腹泻，引起钾离子从胃肠道丢失过多，加之仅补充葡萄糖，未补充电解质，促进了低钾血症的发生，实验室血清钾离子含量测定浓度为3.2mmol/L，低于正常值。机能代谢变化：患者有低钾血症的各种表现，如腹壁反射消失、膝反射迟钝等，说明机体神经肌肉兴奋性降低；腹胀、肠鸣音减弱、食欲降低等，说明患者胃肠平滑肌兴奋性也降低，活动减弱。

案例2

患者，女性，50岁。因呕吐、腹泻伴发热、口渴、尿少4天入院。

体格检查：体温38.2℃，血压110/80mmHg。汗少、皮肤黏膜干燥。

实验室检查：血清钠155mmol/L，血浆渗透压320mmol/L，尿比重＞1.030，其余指标基本正常。立即给予静脉滴注5％葡萄糖溶液2500mL/日和抗生素等。2日后除体温、尿量恢复正常和口不渴外，反出现眼窝凹陷、皮肤弹性明显降低、头晕、厌食、肌肉软弱无力。肠鸣音减弱，腹壁反射消失。浅表静脉萎陷，脉搏110次/分，血压72/50mmHg，血清钠120mmol/L，血浆渗透压255mmol/L，血清钾3.0mml/L，尿比重（尿相对密度）＜1.003，尿钠8mmol/L。

问题

1. 患者在治疗前后分别发生了何种水、电解质代谢紊乱？为什么？
2. 请解释患者临床表现的病理生理学基础。

【讨论分析】

1. 治疗前发生了高渗性脱水，呕吐、腹泻引起丢失等渗液，发热引起水分丢失；治疗后因只补5％葡萄糖溶液而未补盐，转化为低渗性脱水及低钾血症。

2. 临床表现的病理生理学基础

(1) 口渴、尿少　高渗性脱水时细胞外液高渗刺激渴感中枢兴奋，产生口渴感；抗利尿激素（ADH）分泌增多，肾小管对水重吸收增多，出现尿少。

(2) 汗少　高渗性脱水时细胞液减少，引起汗腺等腺体分泌障碍。

(3) 眼窝凹陷、皮肤弹性明显降低　低渗性脱水时组织间液体减少，出现脱水体征。

厌食，肌肉软弱无力，肠鸣音减弱，腹壁反射消失：低钾血症引起肌肉超极化阻滞。

浅表静脉萎陷，脉搏110次/分，血压72/50mmHg：血容量减少引起低渗性脱水。

尿比重（尿相对密度）＜1.003，尿钠8mmol/L：低渗性脱水时ADH分泌减少引起尿比重低，醛固酮分泌增多使尿钠减少。

案例3

患者，女性，40岁。因减肥连续服用泻药6天，现感虚弱乏力，偶有直立性眩晕而收住入院。

体格检查：体温36.7℃，血压从入院时的110/60mmHg很快降至80/50mmHg，心率100次/分。皮肤弹性差，黏膜干燥，尿量120mL/24h。

实验室检查：血清钠140mmol/L，血浆渗透压295mmol/L。尿比重1.038，尿钠6mmol/L。

问题

患者发生了哪种水、电解质代谢紊乱？解释患者临床表现的病理生理基础。

【讨论分析】

1. 连续服用泻药引起大量等渗性小肠液丢失，引起等渗性脱水。
2. 临床表现的病理生理基础

（1）虚弱乏力，偶有直立性眩晕，血压从入院时的 110/60mmHg 很快降至 80/50mmHg，心率 100 次/分　等渗性脱水时血容量减少引起。

（2）皮肤弹性差，黏膜干燥　组织间液减少所致。

（3）尿量 120mL/24h，尿比重 1.038，尿钠 6mmol/L　ADH、醛固酮分泌增多引起。

案例 4

患者，男，40 岁。因外伤急救误输异型血 200mL 出现黄疸伴无尿而入院。

体格检查：体温 37℃，脉搏 80 次/分，呼吸 20 次/分，血压 80/50mmHg。神志模糊，表情淡漠。皮肤黏膜干燥、黄染，静脉塌陷。

实验室检查：血清尿素氮 15.0mmol/L，非蛋白氮（NPN）57.12mmol/L，血清钾 6.7mmol/L。

入院后急速输入 5%～10% 葡萄糖溶液 1500mL，生理盐水 500mL 后，当晚做血液透析，透析中血压上升并稳定在 110～140/70mmHg，透析后复查尿素氮为 9.46mmol/L，NPN 44.3mmol/L，血清钾 5.7mmol/L，后又经过控制输液量，每日 800mL；防止高血钾；抗感染等处理。患者 5 天内一直无尿，并逐渐出现明显气喘、心慌、无法平卧、嗜睡、呕吐、头痛、精神错乱等症状。查体发现心率 120 次/分，两肺布满湿啰音。血清钠 120mmol/L，血浆渗透压 230mmol/L，红细胞比容 32%。

问题

患者发生了何种水、电解质代谢紊乱？

【讨论分析】

异型输血引起肾衰竭，肾排水障碍、大量输液、内生水增多引起水中毒。患者并发的脑水肿、颅内高压、肺水肿、高钾血症、肾排钾障碍、酸中毒等。

案例 5

男性患者，因大面积烧伤和严重呼吸道烧伤入院。

体格检查：头面及胸腹部烧伤，面积约占 85%（Ⅲ度占 60%）。

住院经过：经全面积创面处理，病情一直比较稳定。第 28 天发现创面感染，随后患者体温升至39℃，细菌培养阳性（主要为铜绿假单胞菌），血压降至70/50mmHg，尿量400mL/日，pH 7.09，$[HCO_3^-]$ 9.8mmol/L，$PaCO_2$ 33.4mmHg，血清钾 6.8mmol/L，血清钠 132mmol/L，血清氯 102mmol/L。心电图显示：P波和QRS波振幅降低，QRS波间期增宽，S波加深，T波高尖。经积极救治后病情仍无好转，最终于第33天时引发心室颤动和心搏骤停而死亡。

问题

1. 患者血钾增高的原因是什么？
2. 患者死亡的主要原因是什么？

【讨论分析】

1. 严重烧伤合并感染性休克，引起急性肾衰竭而发生排钾障碍，引起高钾血症；严重代谢性酸中毒，使钾离子从细胞内释出。
2. 高钾血症引起心室颤动和心搏骤停死亡。

第3节 酸碱平衡紊乱

案例1

男性患者，55岁。患糖尿病10余年，因昏迷状态入院。体格检查：血压 90/40mmHg，脉搏 101次/分，呼吸深大，28次/分。

生化检验：血糖 10.1mmol/L，β-羟丁酸 1.0mmol/L，尿素氮 8.0mmol/L，血清钾 5.6mmol/L，血清钠 160mmol/L，血清氯 104mmol/L；血气分析：pH 7.18，$PaCO_2$ 30mmHg，实际碳酸氢盐（AB）9.9mmol/L，标准碳酸氢盐（SB）10.9mmol/L，碱剩余（BE）-18.0mmol/L；肾功能：酮体（＋＋＋），糖（＋＋＋），酸性。

辅助检查：心电图示出现传导阻滞。

治疗经过：经低渗盐水灌胃、注射胰岛素等抢救，6小时后，患者呼吸平稳，神志清醒，重复上述检验项目，除血清钾为3.3mmol/L偏低外，其他项目均接近正常。

问题

1. 该患者发生了何种酸碱平衡紊乱？机制以及原因是什么？
2. 哪些指标说明发生了酸碱平衡紊乱？
3. 如何解释该患者血钾的变化？

【讨论分析】

1. 糖尿病患者葡萄糖利用障碍，脂肪动员，大量酮体产生引起酮症酸中毒，AG 增高性代谢性酸中毒。

2. 指标变化　β-羟丁酸 1.0mmol/L，pH7.18，$PaCO_2$ 30mmHg，AB9.9mmol/L，SB 10.9mmol/L，BE-18.0mmol/L；酮体（＋＋＋）。呼吸深大，28 次/分。pH 降低说明发生了酸中毒，$PaCO_2$ 降低为肺代偿调节的结果；AB 降低，SB 降低，BE 负值增大说明发生了代谢性酸中毒。

3. 治疗后纠正酸中毒加上胰岛素的作用引起钾离子进入细胞内，引起低钾血症。

案例 2

男性患者，72 岁。患肺心病 20 余年，曾反复住院。经治疗病情稳定后，血气分析：pH7.38，$PaCO_2$ 58mmHg，PaO_2 60mmHg，AB 33mmol/L，BE＋8.51mmol/L。

▶ 问题

1. 该患者是否发生了酸碱平衡紊乱？原因是什么？
2. 各血气指标的变化说明什么？

【讨论分析】

肺心病导致的通气障碍使二氧化碳潴留引起代偿型慢性呼吸性酸中毒。pH 在正常范围内，$PaCO_2$ 增高是通气障碍所致，AB、BE 正值增加是肾脏代偿调节的结果。

案例 3

女性患者，55 岁。因进食即呕吐 10 天而入院。近 20 天尿少、色深，明显消瘦，卧床不起。

体格检查：精神恍惚，嗜睡，皮肤干燥松弛，眼窝深陷，呈重度脱水征。呼吸 17 次/分，血压 120/70mmHg。

血液生化检验：血清钾 3.4mmol/L，血清钠 158mmol/L，血清氯 90mmol/L；血气分析：pH7.58，PaO_2 62mmHg，$PaCO_2$ 50mmHg，BE 8.0mmol/L，[HCO_3^-] 45mmol/L。

诊断为幽门梗阻。

▶ 问题

1. 该患者属于何种类型的酸碱平衡紊乱？原因和机制如何？
2. 该患者血气指标变化如何分析？
3. 该患者是否患水、电解质紊乱？机制和原因是什么？

【讨论分析】

1. 幽门梗阻呕吐丢失 H^+、Cl^-、K^+、水，引起代谢性碱中毒。

2. pH 增高说明发生了碱中毒，$PaCO_2$ 增高是呼吸代偿的结果，BE、$[HCO_3^-]$ 增高说明发生了代谢性碱中毒。

3. 该患者有水、电解质紊乱。因幽门梗阻呕吐丢失 H^+、Cl^-、K^+、水，引起低钾血症、低氯血症及高渗性脱水。

案例 4

女性患者，12 岁。因发热、咳嗽、呼吸急促留发热门诊观察。

体格检查：呼吸 28 次/分，血压 110/75mmHg，肺部闻及湿啰音。

血气分析：pH7.51，$PaCO_2$ 30mmHg，PaO_2 68mmHg，BE －1.2mmol/L，$[HCO_3^-]$ 23.3mmol/L，血清钾 4.5mmol/L，血清钠 134mol/L，血清氯 106mmol/L。

▶ 问题

1. 该患者发生了何种酸碱平衡紊乱？机制和原因是什么？
2. 如何分析各项血气指标的变化？

【讨论分析】

1. 发热、肺炎、肺水肿、低氧血症等病症促使呼吸加快，通气过度，引起呼吸性碱中毒。

2. pH 增高说明发生了碱中毒，$PaCO_2$ 减低是通气过度所致，是呼吸性碱中毒；BE、$[HCO_3^-]$ 在正常范围内，因为是急性呼吸性碱中毒，代偿不充分。

案例 5

女性患者，65 岁，患慢性肺心病。血气分析和电解质测定结果：pH7.40，$PaCO_2$ 67mmHg，$[HCO_3^-]$ 34mmol/L，血清钠 140mmol/L，血清氯 90mmol/L。

▶ 问题

该患者发生了何种酸碱平衡紊乱？请列出分析步骤。

【讨论分析】

根据病史和 $PaCO_2$ 指标可推测有呼吸性酸中毒存在的可能。根据病史，肺心病发生缺氧可发生乳酸性酸中毒，根据 AG 值测定 AG＝$[Na^+]$－（$[Cl^-]$＋$[HCO_3^-]$）＝

140－（90＋34）＝16mmol/L，可认为该患者有代谢性酸中毒。因为患者 pH 在正常范围，可推测患者发生了代偿性呼吸性酸中毒或者患者发生了呼吸性酸中毒合并代谢性碱中毒，若是代偿性呼吸性酸中毒，则［HCO_3^-］代偿升高的值应等于实测值，若患者合并有代谢性碱中毒，则实测值应大于［HCO_3^-］代偿升高的值。

实测［HCO_3^-］＝34＋ΔAG＝34＋4＝38mmol/L＞36.45mmol/L，表明还合并了代谢性碱中毒。

结论：本病例属呼吸性酸中毒、代谢性酸中毒和代谢性碱中毒三重酸碱失衡。

案例 6

患者，女，65 岁。主诉：发热、咳嗽 2 天。2 天前受凉后出现咳嗽、咳黄色黏痰，发热，伴有食欲减退、乏力，到当地医院门诊就诊。查体：体温 39℃，双侧扁桃体肿大。检查后考虑急性扁桃体炎，给予氯化钠 20mL＋青霉素 320 万 U 静脉注射治疗。护士在配药过程中误将氯化钾看成氯化钠，故药物静脉注射 3 分钟后患者突发心搏骤停死亡。

问题

请从钾离子对心肌细胞作用的角度，分析患者静脉注射氯化钾后死亡的原因。

【讨论分析】

血钾对心脏影响非常重要，本案例中高浓度推注 K^+ 会引起血中钾离子浓度急剧升高，引起心搏骤停。高钾血症对心肌电生理特性的影响如下。

（1）心肌兴奋性　从细胞学角度而言，高钾血症时可使心肌细胞膜内外的钾浓度差值减小，此时会引起心肌的兴奋性增高，如果后续血钾浓度持续增加，细胞膜去极化幅度和程度反而会降低，到一定程度后细胞膜表面的钠通道不能激活，心肌细胞兴奋性反而降低，因此高血钾对心肌细胞兴奋性的影响为先升高后降低，甚至动作电位不能产生。

（2）心肌自律性　高血钾会影响心肌细胞正向电位幅度，通常情况下会引起心肌细胞的自律性降低。

（3）心肌传导性　高钾血症时由于静息时细胞的膜电位受到影响，引起心室肌细胞的传导减慢，继而出现一些缓慢型心律失常或者房室传导阻滞。

（4）心肌收缩性　高钾血症会引起心肌收缩力明显降低，严重时会出现室性心动过速、室颤等恶性心律失常，这是高钾血症时容易猝死的原因。

第4节 糖代谢紊乱

案例 1

患者,女性,52岁。乏力、多尿伴体重减轻2年余。

2年前无明显诱因出现全身无力,排尿增多(排尿量2000~3000mL/24h),无明显心悸、多汗等症状。发病以来,食欲佳,睡眠尚可,体重减轻5kg。既往无服用特殊药物史。

查体:体温36.8℃,脉搏76次/分,呼吸16次/分,血压136/86mmHg,身高160cm,体重70 kg。神志清,营养中等,浅表淋巴结未触及。甲状腺不大,未闻及血管杂音。心肺检查未见异常。腹平软,无压痛及反跳痛,肝脾肋下未触及,肠鸣音4次/分,双下肢不肿。

实验室检查:空腹血糖9.1mmol/L,餐后2小时血糖13.8mmol/L。

▶ 问题

1. 患者的疾病诊断是什么?诊断依据是什么?
2. 患者出现多尿的机制可能是什么?

【讨论分析】

1. 患者诊断　2型糖尿病。

诊断依据　①典型糖尿病症状:多饮、多尿、多食、消瘦,起病缓慢,相对较轻;②随机血糖>11.1mmol/L,空腹血糖>7.0mmol/L。

2. 患者出现多尿的可能机制　2型糖尿病时,血糖水平升高,当血糖水平高于肾糖阈时,肾小球滤过的葡萄糖大于肾小管吸收的葡萄糖,引起葡萄糖在肾小管液中的浓度增加,从而提高肾小管液的渗透压,遏制了肾小管上皮细胞对水的重吸收,使尿量增加。

案例 2

患者,男性,56岁。因手抖,心悸、出汗8小时,伴意识不清半小时入院。家属代诉患者于8小时前中午饮酒后自感手抖、心悸并有少许出汗,因症状较轻,当时未做处理。3小时前自觉心悸、手抖症状加重,全身出汗较多,进行性四肢乏力,头晕,自行上床休息,未见好转。半小时前,出现意识不清,伴有全身出汗,家人呼之不应,遂急送至我诊所急诊。

既往有高血压病史10年,不规则服用降压药物,具体不详。有糖尿病病史8年,一直服用二甲双胍及格列本脲控制血糖，具体不详。

体格检查：体温 36.8℃，脉搏 110 次/分，呼吸 18 次/分，血压 135/80mmHg，心率 110 次/分。意识不清，深昏迷，呼之不应。快速血糖检测结果为 1mmol/L。

治疗经过：立即静脉注射 50% 葡萄糖 20mL，此时患者已深度昏迷，瞳孔变大，又静脉推注 50% 葡萄糖 20mL，并静脉滴注胰高血糖素 1mg，数小时后患者神志才逐渐转清。复查血糖 3mmol/L，缓慢静脉滴注 10% 葡萄糖液维持，两天后患者出院。

▶ 问题

1. 患者昏迷的原因什么？发生机制是什么？
2. 患者出现心悸、出汗的原因是什么？

【讨论分析】

1. 昏迷的原因是患者发生了低血糖。机制：患者有糖尿病史，且服用格列本脲易引发低血糖，酒精可以抑制体内糖异生与肝糖原分解的反应，糖尿病病人如果大量饮酒，特别是空腹饮酒，易抑制糖异生反应，从而产生严重的低血糖。脑细胞的能量代谢几乎完全来自血糖，严重的低血糖时，脑细胞能量不足，引起中枢神经系统的损害，出现昏迷。

2. 心悸、出汗的机制是，严重的低血糖引起交感神经系统兴奋，出现心跳加快、大量出汗。

第 5 节　脂代谢紊乱

案例 1

小李，女，26 岁，身高 172cm，体重 56kg。自诩拥有令人羡慕的"苗条身材"，然而上周的体检结果显示其空腹甘油三酯水平为 2.32mmol/L，超出正常范围。患者日常饮食习惯偏好高脂肪食物，特别是动物内脏及油炸食物。

▶ 问题

1. 小李患高甘油三酯血症的原因是什么？
2. 对小李有什么建议？

【讨论分析】

1. 该患者比较年轻，高甘油三酯血症主要和平时动物脂肪摄入过多、喜食油炸食品有关。

2. 建议

(1) 建议患者调整饮食习惯,减少高脂肪食物的摄入,增加蔬菜、水果及全谷类食物的摄入;

(2) 建议患者进行定期血脂监测,观察甘油三酯水平的变化;

(3) 若患者甘油三酯水平持续升高,考虑给予降脂药物治疗,如他汀类药物或贝特类药物;

(4) 加强健康教育,提高患者对高脂血症的认识及自我管理能力。

案例 2

女性患者,65 岁。阵发性胸痛 1 年半,每次持续约 1 小时,平时在上坡及快走时诱发,休息 3~5 分钟后好转。曾到医院检查:心电图正常,平板运动试验(+)。1 小时前,患者胸痛持续 1 小时不缓解。有吸烟史 30 年;冠心病家族史;无出血倾向史。

入院查体:血压 138/90mmHg,心率 88 次/分,心、肺(—)。

心电图示:$V_1 \sim V_4$,ST 段弓背向上抬高。急查血(距胸痛两小时),总胆固醇(TC) 28.2mmol/L,甘油三酯(TG) 14mmol/L,高密度脂蛋白胆固醇(HDL-C) 1.0mmol/L,低密度脂蛋白胆固醇(LDL-C) 2.9mmol/L,丙氨酸转氨酶(ALT)、肌酸激酶同工酶 MB(CK-MB)、肌钙蛋白 I(TnI)、肌酐(Cr)均正常。

▶ 问题

1. 患者的诊断是什么?
2. 发生机制如何?

【讨论分析】

1. 冠心病,急性心肌梗死(AMI)(前壁),血脂异常[混合型,Ⅳ(2)]。
2. 血脂本来是人体内的必备物质。在通常情况下,血脂在血管内随血液流动,血脂水平过高会引起脂质沉积到血管壁,使血管壁增厚,发生粥样改变,就可能会对人体造成极大危害。因为,粥样动脉硬化恰恰是致死、致残疾病的重要原因。高脂血症引起冠状动脉粥样硬化性心脏病,从而引发心肌梗死。

第 6 节 缺氧

案例 1

患儿,出生 8 小时。进行性呼吸困难、呻吟伴全身发绀 3 小时。患儿系第 1 胎第 1 产,孕32周，出生体重1600克，出生时1分钟Apgar评分9分，出生后5小时出现呼吸急促，伴进行性呼吸困难、呻吟，母亲妊娠期无特殊病史。

体格检查：体温36.1℃，脉搏165次/分，呼吸72次/分，体重1.35kg。早产儿貌，神志清，面色发绀，呻吟；皮肤黏膜无黄染及出血点；前囟平，2cm×2cm，双侧瞳孔等大等圆，对光反应存在；呼吸急促：72次/分，有吸气性三凹症，双肺呼吸音降低；心率165次/分，心律齐，胸骨左缘第二肋间可闻及Ⅱ级收缩期杂音；腹软，肝脏肋下1.5cm，脾脏肋下未触及；颈软，吸吮反应弱，拥抱反射存在，四肢肌张力减低。

血气分析：pH 7.21，PaO_2 32mmHg，$PaCO_2$ 70mmHg，BE －11mmol/L。肝肾功能、血电解质、尿常规、粪常规无异常；胸部X线片：双肺野普遍透光度降低，伴弥漫性均匀颗粒状、网状阴影及支气管充气征。头颅B超正常。心电图：窦性心动过速。超声心动图正常。

问题

1. 该病例的诊断是什么？诊断依据有哪些？
2. 本病氧疗及辅助呼吸要点是什么？

【讨论分析】

1. 诊断和诊断依据

（1）诊断　新生儿呼吸窘迫综合征，也称新生儿肺透明膜病（HMD）。

（2）诊断依据　①早产儿，孕32周，极低出生体重儿，体重1.35kg。②出生时Apgar评分正常，4～6小时出现进行性呼吸困难，吸气性三凹症，双肺呼吸音降低。③血气分析：PaO_2降低，$PaCO_2$升高，BE减少。④胸部X线片：双肺野普遍透光度降低，伴弥漫性均匀颗粒状、网状阴影及支气管充气征。

2. 保持呼吸道通畅，根据病情和血气分析选择给氧方式，使PaO_2维持在50～80mmHg，SpO_2维持在88%～93%。①头罩给氧：应选择与患儿匹配的头罩，氧流量不少于5L/分，避免CO_2积聚在头罩内。②持续气道正压呼吸（CPAP）：早期可用呼吸机CPAP给氧，以增加功能残气量，防止肺泡萎缩和不张。③气管插管给氧：如用CPAP后病情无好转者，应行气管插管并采用间歇正压通气（IPPV）及呼气末正压呼吸（PEEP）。

案例2

男性患者，35岁。血氧指标检查为：PaO_2 95mmHg，PvO_2 55mmHg，血氧容量10.8mL/dL，动脉血氧饱和度95%，动静脉血氧含量差2.8mL/dL。

问题

患者可能有何种类型缺氧？依据有哪些？

【讨论分析】

患者血氧容量降低，提示存在血液性缺氧。PvO_2升高，动静脉氧含量差减少，提示存在组织性缺氧。

 案例3

女性患者，69岁。咳嗽，痰多，喘憋加重伴发热3天入院。患者20年前开始反复发作咳嗽、咳痰并有时伴喘憋，上述症状逐年加重。本次于入院前3天受凉后出现发热、畏寒、咳嗽、咳脓痰、喘憋加重并且夜间不能平卧，来院就诊。

体格检查：口唇、指尖部皮肤发绀，体温38.9℃，脉搏120次/分，呼吸28次/分。胸廓略呈桶状，肋间隙增宽，双肺呼吸音粗并可闻大量痰鸣音，右下肺呼吸音低。

实验室检查：pH 7.14，PaO_2 42mmHg，$PaCO_2$ 80mmHg。

▶ 问题

1. 该患者缺氧原因是什么？属何种类型缺氧？为什么？
2. 该患者为何发生呼吸、心跳加快？
3. 该患者发绀的机制是什么？

【讨论分析】

1. 患者患慢性支气管炎、肺气肿，出现通气功能障碍，引起PaO_2降低。
2. 氧分压减低刺激外周化学感受器，引起呼吸中枢兴奋，呼吸加深加快。缺氧使交感神经系统兴奋，引起心跳加快。
3. 发绀的机制 毛细血管中的脱氧血红蛋白增加，大于或等于5g/dL时出现皮肤黏膜呈青紫色。

 案例4

女性患者，36岁。因当日清晨4时在蔬菜温室内为火炉添煤时昏倒在温室台阶上，4小时后被发现，急诊入院。

患者既往健康。查体：体温37.5℃，脉搏110次/分，呼吸24次/分，血压100/70mmHg。神志不清，口唇呈樱桃红色，其他无异常。

实验室检查：PaO_2 95mmHg，HbCO 30%，血清$[HCO_3^-]$ 13.5mmol/L。

治疗经过：入院后立即吸氧，不久渐醒，给予纠酸补液等处理后，病情迅速好转。

▶ 问题

1. 说明引起该患者昏倒的原因和机制。该患者属何种类型缺氧？
2. 该患者为何会出现血清$[HCO_3^-]$降低？为什么会有呼吸和心率加快？

【讨论分析】

1. CO 中毒，属血液性缺氧。
2. 缺氧引起代谢性酸中毒，血浆 $[HCO_3^-]$ 降低。

案例 5

女性患者，30 岁。因头痛、头晕、恶心、呕吐 30 分钟入院。入院前中午烧菜时不慎将白色粉末状物当盐撒入菜中，食后半小时患者突觉恶心、呕吐。

体格检查：体温 36.8℃，脉搏 90 次/分，呼吸 23 次/分，血压 115/80mmHg。神志清，口唇、四肢发绀。心脏（一），呼吸急促，双肺可闻及少许干啰音，全腹无压痛。

实验室检查：血红蛋白 125g/L，高铁血红蛋白定性试验（+）。

治疗经过：吸氧后发绀无明显改善，给予洗胃，输入维生素 C，亚甲蓝 60mg、50% 葡萄糖溶液 40mL 缓慢静脉注射，约 30 分钟后发绀减轻，2 小时后重复应用 1 次，发绀消失，消化道症状明显改善，继续住院观察 2 天，患者无异常，痊愈出院。

▶ 问题

1. 该患者发生何种类型缺氧？原因和机制是什么？
2. 为何吸氧发绀无明显改善？

【讨论分析】

1. 血液性缺氧，亚硝酸盐中毒引起大量高铁血红蛋白形成。
2. 发绀是高铁血红蛋白的颜色，吸氧不能使高铁血红蛋白还原，故无效。

第 7 节　发热

案例 1

男性患者，39 岁。3 天前开始发热，体温 38℃ 左右，伴咽喉痛、鼻塞及咳嗽，无呕吐与腹泻。

体格检查：体温 38.2℃，咽部充血。心律齐，心率 90 次/分，无杂音闻及。双肺呼吸音清晰。腹平软，无压痛。肝脾未触及。

▶ 问题

该患者发热的原因是什么？

【讨论分析】

根据患者的病史和体格检查，患者最大可能是发生了上呼吸道感染。上呼吸道感染多由病毒引起，主要有流感病毒、副流感病毒等，细菌感染可直接或继病毒感染之后发生，尤以溶血性链球菌为多见。常在受凉、疲劳等诱因作用下，机体或呼吸道局部防御功能降低，使原已存在于呼吸道或从外界侵入的病毒或细菌大量繁殖，引起上呼吸道感染。病毒、细菌等作为发热激活物，使机体产生内生性致热原，进而引起机体发热。

案例2

女性，16岁，学生。近两天发热，头痛，全身肌肉酸痛，食欲减退，来院就诊。门诊以发热待查收入院。

体格检查：体温39.4℃，脉搏100次/分，呼吸20次/分，血压100/70mmHg。咽部充血，两肺呼吸音稍粗糙，但未闻及啰音，心律齐，腹软，肝脾未触及。

实验室检查：白细胞计数$19.3×10^9$/L，中性粒细胞百分率83%。大便黄色糊状，未发现蛔虫卵。尿量减少，其他正常。胸部X线检查无异常。

治疗经过：入院后给予抗生素治疗。在输液过程中出现畏寒、发抖、烦躁不安，测体温41.9℃，心率120次/分，呼吸20次/分，浅快，立即停止输液，肌内注射异丙嗪，并用乙醇擦浴，头部置冰袋。次日，体温渐降，患者精神萎靡，出汗较多，继续输液及抗感染治疗。3天后体温降至37℃，除感乏力外，无自觉不适。住院6天后痊愈出院。

▶ 问题

1. 入院时的发热是怎样引起的？
2. 输液过程中出现畏寒、发抖、体温升高（41.9℃）等属于何种反应？为什么？
3. 该患者的一系列临床表现，如头疼，烦躁不安，食欲减退，出汗较多，脉搏、呼吸、心率等改变是否与发热有关？
4. 为什么对患者采用乙醇擦浴、头部置冰袋？

【讨论分析】

1. 感染性发热，引起患者发热的因素可能是致病微生物的菌体颗粒、毒素或代谢物等。
2. 第二天输液时的反应可能是由于污染了内毒素所致的发热反应。
3. 患者的一系列临床表现与发热有关。
4. 乙醇擦浴、头部置冰袋属于物理降温，因患者体温过高，达41.9℃，必须使体温降下来。

第8节 应激

> **案例 1**
>
> 女性患者,11 岁。右臂、右下肢大面积烫伤。
>
> 体格检查:体温 37.5℃,心率 125 次/分。血压 135/80mmHg。白细胞计数 $1.5\times 10^9/L$,中性粒细胞百分率 90%。空腹血糖 10mmol/L。2~3 日后出现上腹部不适,伴黑便两次。粪便隐血试验阳性。

▶ 问题

1. 该患者处于什么病理状态?
2. 患者为什么出现黑便,其发病机制如何?
3. 患者神经-内分泌系统有何变化?与黑便发生有何关系?

【讨论分析】

1. 该患者处于应激状态,属于劣性应激。
2. 患者发生了应激性溃疡。机制:①胃黏膜缺血;②胃腔内 H^+ 向黏膜内的反向弥散;③酸中毒,胆汁逆流。
3. 患者神经-内分泌系统的变化 ①蓝斑-交感-肾上腺髓质轴兴奋;②下丘脑-垂体-肾上腺皮质激素系统兴奋;③其他内分泌激素的变化。

与黑便发生的关系:①胃黏膜缺血,蓝斑-交感-肾上腺髓质轴兴奋引起;②胃腔内 H^+ 向黏膜内的反向弥散,与下丘脑-垂体-肾上腺皮质激素系统兴奋有关,糖皮质激素增多使胃黏膜细胞更新变慢,黏液分泌减少,胃黏膜屏障功能减退。

> **案例 2**
>
> 女性患者,43 岁。因接触高温油引发烧伤急诊入院。
>
> 体格检查:体温 36.3℃,脉搏 143 次/分钟,呼吸 36 次/分钟,血压 82/68mmHg。意识不清,口唇发绀,四肢冰冷。全身烧伤面积达 70%,多数为Ⅱ度烧伤。
>
> 诊断:①特重度烧伤总面积 55%,其中浅Ⅱ度 18%,深Ⅱ度 20%,Ⅲ度 17%;②休克。经过清创、补液等急诊处理后,转入烧伤科。
>
> 住院经过:4 小时后患者意识清楚,生命体征平稳,2 天后患者出现水样腹泻,并柏油样便 3 次,伴有腹胀。查血常规:红细胞计数 $2.81\times 10^{12}/L$,血红蛋白 71g/L。粪便隐血试验(++++)。电子内镜检查:在胃底前后壁、十二指肠球部有多发性溃疡出血灶,

呈斑点状,大小不等,表面有活动性出血。给予止血、输血等治疗。4天后患者面色转红润,创面较干燥。查血常规:红细胞计数、红细胞比容、血红蛋白均接近正常。粪便隐血试验(+)。伤后7天腹胀消失。患者否认有任何胃部疾病的病史。

▶ 问题

1. 患者属于何种应激状态?
2. 患者为何发生胃、十二指肠溃疡?

【讨论分析】

1. 烧伤作为应激原,导致较大程度的躯体损伤,是劣性应激。
2. 患者发生了应激性溃疡。

案例3

患者,女性,17岁,学生,由母亲陪同就诊。自诉:精神紧张,睡不着觉,一拿到试卷脑子就一片空白等。从其母亲处了解到患者从小学习自觉,成绩优良。上了重点中学后,学习更加刻苦,希望考上重点大学,为了取得好成绩,患者放弃了很多的业余爱好。伴随着高考的临近,病人出现了紧张、失眠、消瘦、易怒、喜欢独处等一系列反常行为。经过心理医生与她沟通,她调整了学习目标,并且合理地分配学习、休息和娱乐的时间。半年后症状逐渐消失。

▶ 问题

病人为什么会出现上述表现?其神经-内分泌变化机制是什么?

【讨论分析】

如图4-1,高考作为该患者的应激原,使病人出现了紧张、失眠、消瘦、易怒等症状,属于劣性心理应激。应激原引起蓝斑-交感-肾上腺髓质强烈兴奋,去甲肾上腺素水平升高引起中枢效应,中枢神经系统功能紊乱。

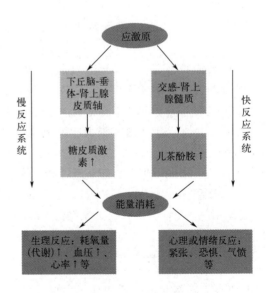

图4-1 应激反应示意图

第9节 缺血-再灌注损伤

案例 1

女性患者，63岁。因胸闷、大汗1小时入急诊病房。体格检查：血压60/42mmHg，意识淡漠，心率36次/分，律齐。既往病史有高血压10年，无冠心病史。心电图显示Ⅲ度房室传导阻滞。现给病人进行阿托品、多巴胺、低分子右旋糖酐等扩冠治疗。入院上午10时给予患者尿激酶静脉溶栓。10时40分时患者出现阵发性心室颤动（简称室颤），立即给予除颤，至11时20分反复发生室性心动过速、心室颤动，共为病人除颤7次，同时给予利多卡因、小剂量异丙肾上腺素后病人心律转为窦性，血压稳定，意识清醒。冠状动脉造影证实：右冠状动脉上段85%狭窄，中段78%狭窄。

▶ **问题**

在溶栓后发生了什么现象？为何会发生？

【讨论分析】

患者发生了再灌注性心律失常。发生机制：自由基损伤、钙超载、NO的作用导致致颤阈值降低。

案例 2

男性患者，56岁。因胸痛1小时入院，经心电图检查诊断为急性心肌梗死（前间壁）。

体格检查：血压102/76mmHg，心率38次/分，律齐，意识淡漠。

既往病史有高血压10年。

住院过程：给予患者吸氧、心电监护，急查心肌酶、凝血因子、电解质、血常规等。入院后约1小时给予患者尿激酶150万单位静脉溶栓（30分钟滴完）。用药完毕病人胸痛立即消失，但约10分钟后心电监护显示，病人出现室性早搏、室上性心动过速及心室颤动，血压90/66mmHg。立即给予患者除颤，同时给予患者利多卡因、小剂量异丙肾上腺素；心电监护显示渐为窦性心律；血压正常范围。复查心电图为广泛前壁心肌梗死。

▶ **问题**

为何患者在溶栓治疗后胸痛消失但又出现严重的心律失常、血压下降？

【讨论分析】

急性心肌梗死引起心肌缺血性损伤。对患者进行尿激酶溶栓，患者胸痛消失，说明患者恢复了心肌血供。但约10分钟后出现室性早搏、室上性心动过速及心室颤动，血压下降，说明发生了再灌注损伤，出现了再灌注性心律失常及心肌顿抑。

第10节 休克和弥漫性血管内凝血

案例1

男性患者，23岁，建筑工人。施工时不小心从高处掉落，事发后由他人救起。

体检：面色苍白、脉搏细弱，四肢冰冷、出汗，左耻骨联合及大腿根部大片瘀斑、血肿。血压66/52mmHg，心率126次/分，体温36.7℃。

▶ 问题

1. 该患者发生的是哪种类型的休克？
2. 送医院前该病人处于休克的哪个阶段？
3. 此阶段微循环变化的特点有什么？

【讨论分析】

1. 该患者属于失血性休克。
2. 送医院前该患者处于休克初期，即缺血性缺氧期。
3. 此阶段微循环变化的特点　在休克的早期，全身的小血管包括小动脉、微动脉、后微动脉、毛细血管前括约肌和微静脉、小静脉都持续痉挛，大量真毛细血管网关闭，开放的毛细血管数目减少，毛细血管血流限于直捷通路，动-静脉短路开放，组织灌流量减少，出现少灌少流、灌少于流的情况。

案例2

男性患者，71岁，农民。因咳嗽、气促、发热5天，全身散在出血点1天入院。病人5天前因受凉而出现咳嗽、流鼻涕、发热38.5～39.5℃，自服感冒冲剂未见好转。1天前病情加重，咳黄色脓痰，呼吸急促，口唇发绀，四肢湿冷，双下肢出现散在出血点，即入院就诊，门诊以肺炎收入院。病人曾患有慢性支气管炎十余年。

体格检查：体温36.6℃，脉搏104次/分，呼吸34次/分，血压82/52mmHg。急性重病容，神志不清楚，伴有嗜睡。全身有散在出血点及瘀斑。呼吸急促，口唇发绀，双肺呼吸音粗糙，两侧中下肺可闻及湿啰音。脉搏细速，心律齐，未闻及病理性杂音。腹软，肝脾未触及肿大，双肾区无叩击痛。尿量减少。

血常示：白细胞计数 $16\times10^9/L$，中性粒细胞百分率 92%，淋巴细胞百分率 8%，血红蛋白 114g/L，红细胞计数 $4.32\times10^{12}/L$，血小板计数 $40\times10^9/L$。痰培养、血培养提示革兰氏阴性杆菌感染。APTT 64.1s，PT 17.8s，TT3 7.4s，Fg 1.6g/L，D-二聚体大于 1.0mg/L，3P试验（++）。

住院过程：患者入院后，给予患者抗生素控制感染，低分子右旋糖酐及葡萄糖盐水扩充血容量，甘露醇250mL静脉加压滴注，纠正患者酸中毒，给患者应用血管活性药物（654-2），复方丹参40mL加入5%葡萄糖500mL静脉滴注，肝素静脉注射等治疗。经治疗后，患者血压逐渐恢复正常，面色转红润，尿量增多，未见新的出血点，双肺湿啰音逐渐减少，全身出血点逐渐消退。15天后病愈出院。

问题

1. 本病例出现的病理过程主要有哪些？诊断依据是什么？
2. 讨论本病例主要病理过程的发生机制。

【讨论分析】

1. 感染性休克、DIC。诊断依据：肺部有感染，血常规检查提示细菌感染，血培养革兰氏阴性杆菌阳性，有感染性休克及DIC的表现。
2. 感染性休克发生机制　病人肺部感染引发感染性休克，感染引起外周血管床扩张、心脏泵血功能降低、血容量减少，导致有效循环血量减少，引发休克。

DIC发生机制：病原微生物，在一定的条件下，可损伤血管内皮细胞。一方面，内皮细胞损伤使带负电荷的胶原暴露，与血液中XII因子接触，激活XII因子，启动内源性凝血系统，同时或相继激活纤溶系统、激肽系统和补体系统，进一步促进DIC发展。另一方面，内皮细胞损伤，暴露组织因子或表达组织因子，也同时启动外源性凝血系统，导致DIC。

案例3

女性患者，32岁。因患胆囊结石而进行胆囊摘除手术，手术成功。术后36小时突发高热，水样腹泻、粪质少，随之神志不清、昏迷。

体格检查：脸色灰暗、发绀，皮肤绛紫色，呈花纹状。皮肤弹性降低，眼窝深陷。BP 0，心音低钝，心率120次/分。呼吸深快，尿量极少。

血气分析：pH7.30，$[HCO_3^-]$ 16mmol/L，$PaCO_2$ 33mmHg。

问题

1. 该病人属于哪种休克？发生机制是怎么样的？

2. 该患者处于休克的哪一阶段？

3. 此阶段微循环变化的特点是什么？

【分析讨论】

1. 该患者属于感染性休克。感染引起外周血管床扩张、心泵功能降低、血容量减少，导致有效循环血量减少，引发休克。

2. 该患者处于休克中期，即淤血性缺氧期。

3. 此阶段微循环变化的特点是：微循环淤滞，泥化；灌而少流，灌大于流。

案例 4

女性患者，72 岁。因发生交通事故被汽车撞伤腹部及髋部 1 小时来就诊。体格检查：精神恍惚，皮肤发绀，血压 60/40mmHg，心率 142 次/分，无尿。X 线片示骨盆线形骨折。腹腔穿刺有血液。

治疗经过：给患者快速输血 600mL，给予止痛剂，并行剖腹探查。术中见肝脏破裂，腹腔内积血及血凝块共约 2500mL。术中血压一度降至零，又给予快速输液及输全血 1500mL。术后输 5% 碳酸氢钠 700mL。4 小时后，血压回升至 90/60mmHg，尿量增多。次日患者病情稳定，血压逐步恢复正常。

▶ 问题

1. 该患者属于哪种休克？发生机制是怎么样的？

2. 入院时该患者处于休克哪一阶段？

3. 此阶段微循环变化的特点是什么？

【讨论分析】

1. 该患者应属创伤性休克。严重创伤导致剧烈疼痛，外周血管床扩张，还可引起血液大量丢失，低血容量，从而引起有效循环血量减少。

2. 入院时该患者处于休克中期，即淤血性缺氧期。

3. 此阶段微循环变化的特点是：微循环淤滞，泥化；灌而少流，灌大于流。

案例 5

男性患者，43 岁，体重 54kg。因烧伤入院。烧伤面积 85%（Ⅲ度占 60%），并伴有严重呼吸道烧伤。

体格检查：神志清楚，但表情淡漠，呼吸困难，血压 75/55mmHg。血红蛋白尿。

实验室检查：血红蛋白 152g/L，红细胞计数 5.13×10^{12}/L，pH 7.31，$[HCO_3^-]$ 15.1mmol/L，$PaCO_2$ 55mmHg，血清钾 4.2mmol/L，血清钠 135mmol/L，血清氯 101mmol/L。

治疗经过：立即给予病人气管切开，给氧，静脉输液及其他急救处理。伤后24小时共补血浆1400mL，右旋糖酐500mL，5%葡萄糖液1400mL，20%甘露醇200mL，10% KCl 10mL。患者一般情况好转，血压90/70mmHg，尿量1836mL/24h，血红蛋白119g/L，pH7.38，[HCO_3^-] 23.4mmol/L，$PaCO_2$ 41mmHg。入院第28天发生创面感染（绿脓杆菌），血压降至70/50mmHg，出现少尿甚至无尿，pH 7.09，[HCO_3^-] 9.8mmol/L，$PaCO_2$ 33.4mmHg，血清钾5.8mmol/L，血清钠132mmol/L，血清氯102mmol/L。虽经积极救治，病情仍无好转，最后死亡。

问题

1. 该患者发生了哪些病理过程？发生机制是怎么样的？
2. 探讨一下该案例发热的机制是怎样的？

【讨论分析】

1. 病理过程
（1）呼吸功能不全，呼吸道烧伤史，呼吸困难，$PaCO_2$↑。
（2）休克（低血容量性休克→感染性休克）　入院时血压90/70mmHg，死亡前血压70/50mmHg。
（3）急性肾功能不全　休克史、血红蛋白尿、少尿、无尿、高钾。
（4）水、电解质代谢紊乱　高钾。
（5）酸碱平衡失调　pH↓、[HCO_3^-]↓、$PaCO_2$↑。
2. 发热机理
大面积烧伤，引起失血失液，导致低血容量性休克。
呼吸道烧伤，引起通气功能障碍，导致呼吸衰竭。
创面继发感染，引起败血症，导致感染性休克。
上述病理过程引起肾缺血、肾衰竭、酸碱平衡失调，最终导致患者死亡。

第11节　凝血与抗凝血平衡失调

案例1

女性患儿，2岁。发热、呕吐、皮肤有出血点。出血点涂片检查见脑膜炎双球菌。治疗中出血点逐渐增多呈片状，血压由入院时的92/94mmHg降至60/40mmHg。

▶ 问题

1. 患儿可能发生了哪种病理过程？
2. 应进一步对该患儿进行什么检查？

【讨论分析】

1. 从患儿的临床表现看患儿有可能发生了 DIC。
2. 为了确诊，应进一步检测血小板计数、凝血酶原时间、纤维蛋白原含量。DIC 患者血小板计数通常低于 $100\times10^9/L$，凝血酶原时间延长（>14 秒），血浆纤维蛋白原含量低于 1.5g/L。

案例 2

女性患者，31 岁。因停经 37+周，阴道见红 2 小时，于 8 月 21 日上午 12 时 10 分入院，体温、脉搏、呼吸、血压均正常。

产科检查：宫高 33cm，腹围 87cm，ROT 已入盆，胎心 132 次/分。

住院经过：产妇于 8 月 22 日凌晨 1:00 开始腹痛，上午 4:00，阵发痛加剧送产妇入产房待产。上午 6:30 产妇出现阴道流血，胎心减慢至 50~70 次/分。怀疑胎盘早剥、胎儿宫内窘迫。经家属同意，上午 7:20 入手术室抢救，行剖宫产，术中发现，产妇有子宫不完全破裂，腹腔积血 300mL，血尿 100mL，胎儿娩出时已死亡，产妇术中情况一直不良好，上午 9:50 行子宫全切，血压仍然不稳定，上午 11:00 紧急抽血化验，凝血酶原时间>60s，TT>60s，Fbg<100mg/dL，3P 试验阳性。经紧急会诊，全力抢救，输全血 1300mL，但血压仍进行性下降，中午 12:00 心跳呼吸停止，继续抢救 1 小时无效死亡。

▶ 问题

1. 病人发生的最主要病理过程是什么？有什么依据？
2. 发生机制是怎样的？
3. 诱因是什么？

【讨论分析】

1. 病人发生了 DIC。依据：产科意外，病人子宫破裂，出现血尿，血压下降。根据 PT↑、Fbg↓、TT↑、3P 试验阳性，可确诊发生了 DIC。
2. 发生机制　子宫破裂组织因子大量入血启动外源性凝血系统，凝血酶大量形成，在微血管内广泛形成微血栓，消耗了大量凝血因子和血小板，继发纤溶亢进，血液转入低凝状态，继而发生出血不止。
3. 诱因　孕妇血液处于高凝状态。

案例3

女性患者，因妊娠38周，伴下腹痛待产3小时入院。于妊娠8个月做产前检查时，诊断轻度妊娠高血压综合征。体格检查：体温36.7℃，脉搏86次/分，呼吸22次/分，血压152/102mmHg。皮肤无出血点，心肺无异常。分娩经过：进入第二产程不久，孕妇在用力分娩时伴有气促，随后不久分娩出一正常男婴，并觉气促加重。呼吸28次/分，心悸明显，心率130次/分，产道大出血，约1200mL以上，且流出血不凝固。血压下降至90/60mmHg。实验室检查：红细胞计数$50×10^{12}/L$，血红蛋白50g/L，白细胞计数$11.0×10^9/L$，血小板计数$45×10^9/L$。尿蛋白（＋＋＋），红细胞（＋），白细胞（＋），颗粒管型（＋）。凝血酶原时间（PT）25s，凝血酶时间（TT）21s，纤维蛋白原定量（Fbg）0.98g/L，血浆鱼精蛋白副凝试验阳性（＋＋＋），外周血红细胞碎片＞6%，D-二聚体（乳胶法）阳性（＋＋）。产后观察见注射部位有血肿、瘀斑。抽血检验及病理活体检查报告称血中有羊水成分及胎盘组织细胞。

▶ 问题

1. 患者发生DIC的原因有哪些？
2. 促进该患者发生DIC的因素是什么？
3. 哪些是DIC的临床表现？

【讨论分析】

1. 羊水栓塞、胎盘组织细胞入血，激活内外源性凝血系统。
2. 孕妇血液处于高凝状态。
3. 病人有出血、休克、脏器功能障碍、贫血等表现。

第12节 心功能不全

案例1

男性患者，66岁。风湿性心脏病史30余年。最近因受凉发生上感后出现胸闷、气短，夜间不能平卧，腹胀，双下肢浮肿。

体格检查：病人颈静脉怒张，肝-颈静脉回流征阳性。双肺底可闻及散在湿啰音。心界向左右两侧扩大。心音低钝，心尖区可闻及明显收缩期吹风样杂音及舒张期隆隆样杂音。肝脏肋下三横指。

问题

1. 该患者发生了哪些病理过程？有什么依据？
2. 发生机制是怎样的？

【讨论分析】

1. 该患者处于心衰状态。有明确的心衰表现：风湿性心脏病史30余年；因受凉发生上感后出现胸闷、气短，夜间不能平卧，腹胀，双下肢浮肿；颈静脉怒张，肝-颈静脉回流征阳性。双肺底可闻及散在湿啰音；心界向左右两侧扩大，心音低钝，心尖区可闻及明显收缩期吹风样杂音及舒张期隆隆样杂音；肝脏肋下三横指。

2. 机制　风湿性心脏病、二尖瓣损害→左心衰→右心衰→全心衰竭。

其发病主要原因是风湿性心脏病、二尖瓣损害，其主要发病机制是心脏负荷过重致心肌过度肥大，肥大心肌不平衡生长进而转向衰竭。

案例2

男性患者，56岁。因心慌、气短15年，加重8天入院。

患者15年前经常于劳累后咳嗽、心慌、气喘，但休息后可缓解。5年前开始一般体力劳动就会感觉心慌、气短，双下肢出现轻度水肿，咳白色泡沫痰。经过治疗后症状好转，但于劳动后会反复发作。8天前因劳累受凉后出现发热、咳嗽、咳黄色痰，伴咽痛、腹泻、心悸、呼吸困难逐渐加重，出现胸闷，右上腹饱胀，不能平卧，双下肢明显水肿。上述症状逐渐加重，高热持续不退，食欲差，尿量显著减少。病人20年前患风湿性心脏病。

体格检查：患者呼吸急促，端坐位，口唇发绀，咽部红肿，扁桃体1度肿大，颈静脉怒张，四肢末端轻度发绀，两肺可闻及弥漫性湿啰音，心尖搏动在左第五肋间锁骨中线外1.5cm，心界向左下扩大，心率122次/分，节律不齐，心音强弱不等，心尖部可闻及明显收缩期吹风样杂音及舒张期隆隆样杂音。肝肋下3.2cm，剑突下4.5cm，质地中等，触痛明显。肝-颈静脉回流征阳性，脾肋下2.5cm，腹部移动性浊音阳性，双下肢凹陷性水肿（+++）。

实验室检查：红细胞计数 $4×10^{12}/L$，白细胞计数 $16.0×10^9/L$，中性粒细胞百分率85%，嗜酸粒细胞百分率2%，淋巴细胞百分率13%，血红蛋白110g/L；红细胞沉降率26mm/h，抗链球菌溶血素O（ASO）滴度>500U；pH7.30，PaO_2 81mmHg，$PaCO_2$ 46mmHg，$[HCO_3^-]$ 16mmol/L；尿蛋白（+），尿比重1.025，血清钾6.6mmol/L。心电图显示异位节律，T波高尖，ST段下移，左右心室肥厚。X线显示两肺纹理增粗；可见模糊不清的片状阴影，心脏向两侧扩大，肺动脉段突出。

住院经过：给予患者强心、利尿、抗感染等综合治疗后，症状稍有改善，但于次日晚10时，患者病情突然加重，胸痛，呼吸极度困难，咳出大量粉红色泡沫样痰，两肺中下部有密集的中心水泡音，全肺可闻哮鸣音，心律呈奔马律。体温38.2℃，血压46/14mmHg。立即对其进行抢救，6小时后，患者皮下及注射部位出现片状紫斑与点状出血，恶心，呕吐，吐出多量咖啡样液体，抢救无效死亡。

▶ 问题

1. 该患者为什么会发生心力衰竭？其诱因有哪些？
2. 该患者是哪种类型的心力衰竭？哪些是心力衰竭的代偿反应？
3. 该患者发生心力衰竭的主要机制有什么？

【讨论分析】

1. 原因　风湿性心脏病导致瓣膜病变引起心脏负担过重。

   诱因　劳累、感染、酸中毒、高钾血症。

2. 类型　慢性心力衰竭，轻度到中、重度，左心衰到全心衰，低输出量性心衰。

   代偿反应　心率加快、心脏扩张、心肌肥大。

3. 机制　风湿性心脏病、二尖瓣损害→左心衰→右心衰→全心衰竭。其主要原因是风湿性心脏病、二尖瓣损害，其主要发病机制是心脏负荷过重致心肌过度肥大，肥大心肌不平衡生长进而转向衰竭。

案例3

女性患者，69岁。主诉：发作性胸痛16年，加重4小时，伴喘憋、不能平卧1小时。现病史：患者16年前因劳累、情绪波动突发心前区剧痛，呈刀割样，向左肩、左上肢放射，伴胸闷、憋气、出汗、意识丧失。立即到医院就诊，诊断为急性下壁心梗，住院1月，治疗经过不详。出院后病情一直稳定，10年来无心绞痛发作。

自出院10年后开始，劳累活动后或情绪变化时出现心前区疼痛，服用速效救心丸1～2分钟后症状能缓解。每年静脉滴注复方丹参2疗程（每次14天）。入院前晚11时，病人无明显诱因，在床上休息时，突发胸闷、憋气，心前区疼痛，向左肩、左上肢放射，伴有出汗，无恶心、呕吐、发热、咳嗽等。自服速效救心丸2次，共16粒，症状不得缓解，于凌晨2时来院急诊。

心电图示：陈旧下壁心梗；$V_3 \sim V_6$ ST段下降 $0.05 \sim 0.2$ mV

心梗三项：CK-MB弱阳性；cTnT（－）；Myo（－）

给予病人肝素、硝酸甘油等治疗，症状稍有好转。1小时前患者自己坐起换衣服后，诉憋气，进而不能平卧、大汗、喘憋明显。

既往史：高血压史7～8年，最高血压220/110mmHg，平时服用心痛定，血压控制在160～170/90～100mmHg。血脂偏高。

体格检查：体温36.3℃，脉搏122次/分，呼吸18次/分，血压192/102mmHg。神志清楚，端坐位，呼吸急促，口唇轻度发绀。颈静脉无怒张。双肺满布湿啰音。心界不大，心律齐，各瓣膜区未闻及杂音。腹软，肝脾肋下未触及。双下肢不肿。

胸片：双肺纹理粗，心影增大，呈靴形。

化验室检查　TG 181mg/dL，TC 211mg/dL，LDL-C 154mg/dL，HDL-C 42mg/dL。

▶ 问题

1. 该患者最可能患有什么疾病？
2. 该患者心梗后10年是怎么做到维持心功能的？
3. 该患者为什么发生心力衰竭及主要发病机制是什么？
4. 该患者发生的心力衰竭属于哪种类型？

【讨论分析】

1. 该患者患有高血压病、冠心病，处于心力衰竭状态，有明确的心衰表现。
2. 该患者心梗后10年内发生了机体的代偿反应使心功能得以维持，包括神经、体液的代偿调节，心脏及心外代偿。
3. 患者发生心力衰竭的病因是高血压引起左心室负担过重，冠心病引起心肌缺血缺氧。
发病机制：高血压引起左心室负担过重，心肌肥大，过度肥大心肌收缩功能降低，舒张功能障碍。冠心病引起心肌缺血缺氧，心肌能量代谢障碍，心肌细胞死亡，心肌收缩功能降低，舒张功能障碍。
4. 患者发生了左心衰竭。

 案例 4

男性患者，69岁。主诉：高血压病史20余年，活动后气短半年。

现病史：20余年前即诊断为高血压，其间患者不规则应用降压药。近半年来，活动后有呼吸困难。

体格检查：体温36.7℃，脉搏78次/分，呼吸20次/分，血压128/80mmHg（口服降压药后）。心脏检查：心界向左侧扩大，心率90次/分，律绝对不齐，心音强弱不等，无杂音。

心电图示：房颤。

心脏B超示：符合高血压心脏病改变。

X线胸片：心脏呈靴型。

▶ 问题

1. 该患者发生的心力衰竭属于哪种类型？
2. 该患者为什么发生心力衰竭及主要发病机制是什么？
3. 患者活动后为什么会出现气短？

【讨论分析】

1. 患者发生了慢性左心衰。
2. 原因和机制　高血压病使左心后负荷过重，心肌向心性肥厚，肥大心肌不平衡生长导致心肌舒缩功能障碍，出现心衰。
3. 活动后有呼吸困难是左心衰表现，患者出现了劳力性呼吸困难，左心衰引起肺循环瘀血，体力活动时回心血量增加使肺瘀血加重；其次，体力活动时心率加快，左心室充盈减少，肺瘀血加重；体力活动时需氧量增加，缺氧加重，刺激呼吸中枢，使呼吸加快加深，出现呼吸困难。

案例 5

男性患者，73 岁。主诉：反复胸闷、气促 12 年，加重 8 天。

现病史：患者 12 年前因受凉、劳累后出现胸闷、气促、心前区不适，夜间不能平卧，有时出现心前区疼痛。多次来我院就诊，诊断为高血压、冠心病、心绞痛、心衰，给予患者强心、扩管、利尿治疗后，患者症状好转。8 天前无明显诱因出现胸闷、气促等症状并加重，夜间不能平卧入睡，伴双下肢浮肿、腹胀、小便明显减少，无恶心、呕吐等症状。门诊以冠心病收患者入院。

既往史：慢性支气管炎病史 20 年，高血压病史 10 年，慢性肾炎 10 余年。

体格检查：体温 36.8℃，脉搏 82 次/分，呼吸 22 次/分，血压 140/76mmHg。慢性病容，神志清楚，口唇发绀。全身浅表淋巴结无肿大，颈软，颈静脉充盈，肝-颈静脉回流征（＋），双肺可闻及湿啰音。心尖搏动向左移（距左锁骨中线外 0.5cm），心音低，心尖部可闻及收缩期吹风样 3 级杂音。腹软，无压痛及反跳痛，肝肋下三指，Murphy 征（－）。四肢感觉运动均正常，脊柱无压痛，双下肢明显水肿。生理反射存在，病理反射未引出。

入院诊断：1. 冠心病 心功能Ⅳ；2. 高血压病Ⅱ级；高血压心脏病；3. 慢性支气管炎并肺部感染。

血常规示：白细胞计数 $3.5×10^9/L$，血小板计数 $81×10^9/L$，中性粒细胞百分率 79.4％，红细胞计数 $3.87×10^{12}/L$；心肌酶谱：AST 105U/L，CK 202U/L，LDH 324U/L，L-HBD 201U/L；血生化：BUN 5.67mmol/L，Cr 103.4μmol/L，血清钾 4.55mmol/L，血清钠 144.2mmol/L；总胆红素 17.1μmol/L，1 分钟胆红素 4.9μmol/L。

心电图示：1. 窦性心律；2. 心肌复极异常；3. 不完全性右束支传导阻滞。

胸片：1. 心影增大，以双室大为主；2. 右上肺不张，右下胸膜钙化。

问题

1. 该患者最可能患的是什么疾病？
2. 该患者为什么发生心力衰竭及主要发病机制是什么？
3. 该患者发生的心力衰竭属于哪种类型？
4. 诱因是什么？

【讨论分析】

1. 该患者患有高血压病、冠心病，处于心力衰竭状态，全心衰，有明确的心衰表现。
2. 患者发生心力衰竭的病因是高血压引起左心室负担过重，冠心病引起心肌缺血缺氧。主要发病机制：高血压引起左心室负担过重，心肌肥大，过度肥大心肌收缩功能降低，舒张功能障碍。冠心病引起心肌缺血缺氧，心肌能量代谢障碍，心肌细胞死亡，心肌收缩功能降低，舒张功能障碍。心肌梗死、心律失常引起心脏各部舒缩不协调。左心衰引起肺淤血、水肿，缺氧引起肺动脉压升高，使右心后负荷过重，导致右心室肥大，肥大心肌不平衡生长，最终导致右心衰。

3. 处于心力衰竭状态，全心衰，有明确的心衰表现。

4. 诱因　肺部感染，加重心脏负担等。

第13节　肺功能不全

案例 1

女性患者，36 岁。因气短入院。

体格检查：体温 36.6℃，脉搏 106 次/分，呼吸 62 次/分。呼吸急促，发绀，两肺底有细湿啰音。

肺活量 1000mL。

血气分析：PaO_2 58mmHg，$PaCO_2$ 32.5mmHg，pH 7.49。

诊断：特发性肺间质纤维化。

▶ 问题

1. 该患者发生的是哪种类型呼吸衰竭？机制如何？
2. 患者发生呼吸困难的原因是什么？

【讨论分析】

1. 该患者发生了 I 型呼吸衰竭。主要机制是部分肺泡限制性通气不足，弥散障碍和通气血流比例失调。

2. 肺顺应性降低，牵张感受器或肺泡毛细血管旁感受器受刺激而反射性引起呼吸运动变浅变快。

案例 2

女性患者，61 岁。反复咳喘 15 年，双下肢水肿 2 年，近两天加重。

患者于 15 年前因感冒、发热，出现咳喘，开始咳少量白色痰，后变黄痰，经过治疗后好转，但每于冬春季节或气候突变而反复发作，夏天情况较好，一直参加农业劳动，但上述症状逐年加重。近来发作较频繁，劳累后感心悸、气促，休息后好转。近两年来出现双下肢水肿、腹胀。患者一直在基层医院进行中西医药治疗，症状稍有改善，但平时还有轻度咳喘，咳白色黏痰，夜间较重，多于早晨4~5时出现喘息，因感冒、发热、咳黄痰、咳喘加重、食欲差、少尿而入院。

体格检查：体温36.2℃，脉搏114次/分，呼吸26次/分。神志清醒，发育正常，营养欠佳，自动体位。呼吸稍急促，呼气明显延长，口唇轻度发绀伴颜面水肿，面色黄，舌质淡，苔厚腻干，颈静脉怒张，肝-颈静脉回流征（＋）。胸廓前后径增宽，肋间隙增宽，叩诊呈过清音，肺肝界于右第6肋间，双肺可闻及干湿啰音。心尖搏动不明显，剑突下可见心脏搏动，心界无明显增大，心音弱，各瓣膜无明显杂音，心率118次/分，可闻及期前收缩。腹部平软，右上腹压痛明显，肝大肋下2.5cm，脾未触及，移动性浊音（＋）。脊柱、四肢无畸形，双肾区无叩击痛，双下肢凹陷性水肿（＋＋）。

实验室检查：红细胞计数$5.6×10^{12}$/L，血红蛋白16.5g/L，白细胞计数$9.8×10^9$/L，中性粒细胞百分率75%，淋巴细胞百分率25%；PaO_2 50mmHg，$PaCO_2$ 56mmHg，$[HCO_3^-]$ 27.3mmol/L，SB 20.5mmol/L，pH 7.25。肝功能正常，血清总蛋白37g/L，白蛋白24g/L，球蛋白13g/L；血清钠142mmol/L，血清氯101mmol/L，血清钾5.8mmol/L。

心电图检查：P波高尖，顺钟向转位，右室肥厚，心肌劳损，多源性期前收缩。X线检查：肺动脉段突出，右室弓增大；肺野透过度增强，肺门部纹理增粗。

治疗经过：入院后给予病人抗感染、祛痰、利尿、强心等治疗，病情好转。

问题

1. 病程演变过程是怎样的？
2. 患者呼吸功能的状态如何及发生机制？
3. 患者心脏功能状态如何及发生机制？

【讨论分析】

1. 病程演变过程　急性支气管炎，慢性支气管炎，肺气肿。
2. 呼吸功能的状态及发生机制　呼吸衰竭。支气管炎伴肺气肿导致通气功能障碍是主要机制。具体机制包括：①阻塞性通气障碍；②限制性通气障碍；③弥散障碍；④肺泡通气与血流比例失调。
3. 肺源性心脏病。

发生机制　肺泡缺氧和CO_2潴留导致H^+浓度增高，引起肺小动脉收缩，使肺动脉压升高而增加右心后负荷，这是产生肺源性心脏病的主要机制。

案例3

男性患者，66岁。20余年来反复咳嗽、咳痰，冬季气喘、心悸，近日加重而急诊入院。次日气喘加重，严重呼吸困难，患者球结膜明显充血、水肿，颜面、口唇重度发绀，呻吟不止。白班医生曾给予患者氨茶碱、地塞米松、可拉明等药物治疗，但病情不见好转，夜间值班医生查房后，给予病人低流量持续吸氧，三小时后病情仍无改善，且更加烦躁，大声喧哗，不配合治疗，值班医生感到束手无策，后请示上级医生，口头吩咐给予患者肌内注射苯巴比妥，患者安静入眠。第二天清晨发现病人心跳、呼吸停止，瞳孔散大、固定。复苏未成功。

问题

1. 患者出现的最主要病理过程可能是什么？发生机制是怎样的？
2. 患者为什么会出现烦躁？
3. 肌内注射苯巴比妥后患者病情恶化并导致死亡的原因是什么？

【讨论分析】

1. 最主要病理过程可能是呼吸衰竭。支气管炎伴肺气肿导致通气功能障碍是主要机制。具体机制包括：①阻塞性通气障碍；②限制性通气障碍；③弥散障碍；④肺泡通气与血流比例失调。
2. 患者出现烦躁的原因可能是发生了肺性脑病。
3. 肌内注射苯巴比妥后使病人呼吸中枢抑制，加重二氧化碳潴留，导致患者病情恶化。

案例 4

男性患者，51 岁。因气促、神志模糊送来急诊。活动时呼吸困难已数年，夜间有时感觉憋气，近来活动减少，医生诊断病人右心扩大和高血压，使用利尿剂和强心药。数次急诊为支气管炎和肺气肿后吸入平喘药。一天吸烟一包已 20 余年，体重稍胖，近 6 个月长 40 斤。

体格检查：肥胖，神志恍惚，反应迟钝，问答无反应，无发热。脉搏 112 次/分，血压 172/112mmHg，呼吸 20 次/分。打瞌睡时偶有鼾声，肺散在哮鸣音，心音弱，颈静脉怒张，下肢有凹陷性水肿。

实验室检查：PaO_2 50mmHg，$PaCO_2$ 65mmHg，pH 7.33；HCT 49%，白细胞计数分类正常。Cr 210μmol/L，BUN 21.3mmol/L。

X 线检查：肺野清晰，心脏大。

治疗经过：给予患者吸氧，用平喘药，气管插管等治疗后送 ICU。因发作性呼吸暂停伴血氧降低，行机械通气。超声心动图见右心肥大与扩大，室间隔运动减弱。肺动脉收缩压 70mmHg。在 ICU 前二天尿增多，尿素氮及肌酐下降。第三天清醒能正常回答问题。第 4 天拔去插管，用多导睡眠图测得入睡数分钟出现阻塞性和中枢性呼吸暂停，约每小时 30 次，最长停 38s，SaO_2 常降至 58%。持续正压通气可解除阻塞，中枢性呼吸暂停和低氧血症仍存在。再增加吸氧则消除低氧血症。转入普通病房及回家后，每晚仍用持续正压通气和氧疗，神经症状改善，继续尿多、体重下降。三个月后超声心动图示右心已缩小，室间隔运动正常，肺动脉压 45/20mmHg。

▶ **问题**

1. 患者患的是什么病？
2. 有无呼吸衰竭？发生机制是怎样的？
3. 患者肺动脉高压发生机制是怎样的？
4. 有无心衰？发生机制是怎样的？
5. 神志恍惚机制是怎样的？

【讨论分析】

1. 患者患睡眠呼吸暂停综合征。
2. 有呼吸衰竭。睡眠呼吸暂停导致通气功能障碍是发病的主要机制。
3. 肺泡缺氧和 CO_2 潴留导致 H^+ 浓度增高，引起肺小动脉收缩，使肺动脉压升高。
4. 有心衰。肺小动脉收缩，使肺动脉压升高而增加右心后负荷，这是产生肺源性心脏病的主要机制，继而发生右心衰。
5. 病人出现神志恍惚的机制可能是发生了肺性脑病。

 案例 5

男性患者，65 岁。主诉：反复咳嗽、咳痰近 40 年，喘息 20 年，再发加重 5 天。

现病史：患者 40 年前反复咳嗽，咳白色泡沫痰，以冬春季节明显。20 年前有喘息、呼吸困难。5 天前受凉后再发咳嗽，咳黄脓痰，伴喘息。

既往史：有长期吸烟史，每天 2 包。余无特殊。

体格检查：体温 37.1℃，脉搏 86 次/分，呼吸 32 次/分，血压 112/62mmHg。患者嗜睡，精神状态不佳，口唇发绀，眼睑浮肿。桶状胸，双肺呼吸音粗，双肺中下部布满中等湿啰音，双肺可闻及散在哮鸣音。心率 86 次/分，未闻及杂音，杵状指。

血常规示：红细胞计数 $3.38×10^{12}/L$，血红蛋白 93g/L，白细胞计数 $10×10^9/L$，中性粒细胞百分率 65.1%。血气分析：pH 7.25，$PaCO_2$ 85.4mmHg，PaO_2 25.3mmHg，BE＋6.9mmol/L，BB 54.9mmol/L，[HCO_3^-] 36.1mmol/L。SaO_2 25%。电解质：血清钠 147.2mmol/L，血清钾 4.19mmol/L，血清氯 96.4mmol/L

胸部 X 线示：慢性支气管炎并下肺感染。

临床诊断：1. 慢性支气管炎并肺部感染；2. Ⅱ型呼吸衰竭。

治疗方案：1. 给氧；2. 抗感染；3. 止咳化痰、平喘；4. 纠正水、电解质紊乱；5. 呼吸机辅助呼吸。

经治疗后，PaO_2 上升至 80～90mmHg，SaO_2 可达 90%～93%。

▶ **问题**

1. 患者出现的最主要病理过程是什么？
2. 发生机制是怎样的？

【讨论分析】

1. 最主要病理过程是Ⅱ型呼吸衰竭。
2. 发生机制是长期吸烟引起慢性支气管炎、肺气肿、慢性阻塞性肺疾病并肺部感染，肺通气及肺换气功能障碍。

第14节 肝功能不全

案例1

女性患者，32岁。因右肋疼、乏力5年，呕血、便血、昏迷13小时急诊入院。患者于5年前工作后感到十分疲乏无力，休息后疲劳不能解除，夜间发热、出汗，食欲差，肝区疼痛。约半月后，发现患者面色及眼球黄染，门诊发现肝大，肝功不正常。诊断为肝炎，在本院治疗半年。黄疸渐退，疲乏无力基本消失，食欲好转，但身体情况较之前差，只能做些轻松工作。1年半前因工作劳累，疲乏渐渐加重，右肋区也经常疼痛，食欲差，食量减少，时有头昏，不愿活动，不能坚持工作而休息。半年前上述症状加重，身体日渐消瘦。1个月前继续少量呕血、解黑便。入院前一天晚8时，发现病人勉强呈站立状，衣服扒乱，裤子坠地，意识模糊，地面有一摊黑红色大便，烦躁不安，晚11时送到我院时，病人已昏迷。在门诊又多次呕吐咖啡色血液，解暗红色血便。给予病人止血、输液输血800mL等抢救后收入病房。

体格检查：体温36.5℃，脉搏142次/分，呼吸32次/分，血压90/56mmHg。伴有鼾声，深度昏迷。营养欠佳。面色晦暗，手背、颈部有许多蜘蛛痣。肝掌，巩膜不黄，瞳孔稍散大，角膜反射消失，眼睑浮肿。有特殊肝臭味。双肺可闻及粗湿啰音。心脏（一），腹部饱满，肝脾肋下未触及。腹叩诊脐以上稍鼓，无明显移动性浊音。腹壁反射、提睾反射消失。四肢肌肉松弛，膝反射弱，巴宾斯基征阳性。

实验室检查：血红蛋白106g/L，血小板计数$47×10^9$/L，白细胞计数$20.6×10^9$/L，中性粒细胞百分率92%，单核细胞百分率2%，淋巴细胞百分率6%。尿蛋白（＋），红细胞少许，透明管型和颗粒管型（＋）。粪便隐血试验强阳性。肝功能：锌浊度14单位，高田氏反应（＋＋＋），GPT220U/L，A/G 1.8/3。血氨140.3μmol/L，凝血酶原时间23s，NPN63.18mmol/L。

问题

1. 该患者发生的主要病理过程是什么？有什么依据？
2. 本病例的病理过程属于哪种类型？有无诱因？诱因是什么？

【讨论分析】

1. 患者发生了肝功能不全，出现了肝性脑病及肝性肾功能衰竭。

依据：慢性肝炎病史；出现衣服扒乱，裤子坠地，意识欠清楚，烦躁不安，昏迷，呕吐咖啡色血液，解暗红色血便；体检发现有许多蜘蛛痣、肝掌、有特殊肝臭味；实验室检查：尿蛋白（＋），红细胞少许，透明管型和颗粒管型（＋）。粪便隐血试验强阳性。肝功能：锌浊度 14 单位，高田氏反应（＋＋＋），GPT 220U/L，A/G＝1.8/3。血氨 140.3μmol/L，凝血酶原时间 23s，NPN 63.18mmol/L。

2. 本病例的病理过程属慢性肝功能不全，外源性肝性脑病、肝性肾功能衰竭。诱因为上消化道出血。

案例 2

男性患者，69 岁。15 年前因上腹部不适感、疼痛及食欲差而住院。检查肝大肋下 3cm，肝功能正常，经服用保肝药物等好转出院。出院后常有胀感，上腹部钝痛，病情时轻时重。4 年前上述症状加重，出现皮肤、巩膜黄染，进食后上腹部不适感加剧，腹胀明显，并伴有恶心、呕吐、便稀，症状反复持续至今。近半年来，病人进行性消瘦，四肢乏力，面色憔悴，皮肤、巩膜黄染加深，尿少，下肢水肿，活动不便，鼻和齿龈时有出血，常有便血。1 天前因吃牛肉出现恶心、呕吐、神志恍惚、烦躁不安而急诊入院。

既往史：病人自年轻时大量饮酒，常年不断。

体格检查：体温 36.6℃，脉搏 92 次/分，呼吸 28 次/分，血压 132/92mmHg。神志恍惚，烦躁不安，皮肤、巩膜黄染，腹壁静脉曲张，面部及前胸有多个蜘蛛痣，腹部膨隆，肝肋下 2.5cm，质较硬，边缘钝。脾肋下 3cm。双下肢凹陷性水肿（＋＋）。食管吞钡 X 线显示食管下段静脉曲张。

实验室检查：血清胆红素 27μmol/L，血氨 89.08μmol/L，血浆总蛋白 52g/L，白蛋白 27g/L，球蛋白 25g/L。

治疗经过：入院后，给予患者静脉滴注谷氨酸钠、葡萄糖、维生素、肌苷等，限制蛋白质摄入，口服大量抗生素，并用酸性溶液灌肠。经过积极抢救后，病人神志逐渐清醒，病情好转，准备出院。次日，患者大便时突然觉头晕、虚汗、乏力、站立困难而昏倒，被发现时病人面色苍白，血压 90/40mmHg，第二天清晨，病人再次出现神志恍惚、烦躁不安、尖叫。检查时双手出现扑翼样震颤，大便呈柏油样，继后发生昏迷，血压 130/65mmHg，瞳孔中度散大，对光反射减弱，皮肤、巩膜深度黄染，血清胆红素 58μmol/L，血氨 106.7μmol/L。经各种降氨治疗后，血氨降至 61.82μmol/L，但上述症状无明显改善，病人仍处于昏迷状态。后改用左旋多巴给病人静脉滴注，经过一周的治疗，症状逐渐减轻，神志渐渐恢复。住院月余临床症状基本消失，出院疗养。

▶ 问题

1. 该病人为什么会发生肝性脑病及诱因是什么？其发生机制又是怎样的？
2. 给病人输注谷氨酸钠、限制蛋白质摄入以及口服抗生素和酸性溶液灌肠的原因是什么？

【讨论分析】

1. 肝脏病史 15 年，导致肝硬化，肝脏解毒功能障碍，摄入大量牛肉，肠道产氨过多，血氨增高引起肝性脑病。

诱因：入院时摄入大量牛肉，肠道产氨过多。住院期间上消化道出血引起产氨增多及失血性休克。

发生机制：氨的清除不足及产生过多致血氨增多，氨进入脑内，引起脑细胞 ATP 分解增加、生成减少，兴奋性神经递质产生减少、抑制性神经递质产生增多，钾离子转运障碍使神经细胞电生理紊乱。

2. 这些治疗措施是为了降低血氨。

案例 3

女性患者，60 岁。乙肝病史，腹胀、水肿、皮肤黏膜出血两年。病人嗜睡，定向力差。一周前出现昼夜颠倒。昨天食鸡蛋后出现答非所问情况。

体格检查：体温 36.1℃，脉搏 82 次/分，呼吸 20 次/分，血压 102/72mmHg。消瘦，面色暗黄，巩膜黄染，扑翼样震颤（＋），腹壁静脉曲张，脾肋下 2cm，腹部移动性浊音（＋），双下肢可见瘀斑。

问题

1. 该病例的诊断是什么？
2. 依据有哪些？
3. 发生机制是怎样的？
4. 诱因是什么？

【讨论分析】

1. 诊断　乙型肝炎、肝硬化、肝功能衰竭、肝性脑病。

2. 依据　乙肝病史，腹胀、水肿、皮肤黏膜出血两年。病人嗜睡，定向力差。一周前出现昼夜颠倒。昨天食鸡蛋后出现答非所问情况。面色萎黄，巩膜黄染，扑翼样震颤（＋），腹壁静脉曲张，脾肋下 2cm，腹部移动性浊音（＋），双下肢可见瘀斑。

3. 发生机制　乙肝病史导致肝硬化，肝脏解毒功能障碍，摄入鸡蛋，肠道产氨过多，血氨增高引起肝性脑病。

4. 诱因　摄入鸡蛋，肠道产氨过多。

第15节 肾功能不全

案例1

女性患者，35岁。患慢性肾小球肾炎10余年。近年来，尿量增多，夜间尤甚。本次因妊娠反应严重，呕吐频繁，进食困难而急诊入院。

入院检查：血清钾 3.6mmol/L，内生性肌酐清除率为正常值的24%，pH 7.39，$PaCO_2$ 43.8mmHg，$[HCO_3^-]$ 26.3mmol/L，血清钠 142mmol/L，血清氯 96.5mmol/L。

问题

1. 患者有无肾功能衰竭、酸碱平衡和钾代谢紊乱？
2. 判断依据是什么？

【讨论分析】

1. 该患者有慢性肾功能衰竭、混合性酸碱平衡紊乱、钾代谢紊乱（细胞缺钾）
2. 根据其有长期慢性肾小球肾炎病史，近年又出现多尿和夜尿等慢性肾衰的临床表现，尤其患者的内生肌清除率仅为正常值的24%，可见已发生肾功能衰竭。

该患者发生混合性酸碱平衡紊乱：表面上看，该患者似乎没有酸碱平衡紊乱，因为其pH在正常范围。但根据其有慢性肾炎病史，已发生肾功能衰竭，可引起体内有机酸的排泄减少而发生代谢性酸中毒。

该患者 $AG = [Na^+] - ([HCO_3^-] + [Cl^-]) = 142 - (26.3 + 96.5) = 19.2$ mmol/L（>14mmol/L），提示发生了AG增大型代谢性酸中毒。

该患者又有呕吐病史，加之有 $PaCO_2$ 的继发性升高，可考虑有代谢性碱中毒。由于这两种酸碱平衡紊乱，pH变化的趋势相反，互相抵消，故pH处在正常范围，发生了混合性酸碱平衡紊乱。

该患者发生钾代谢紊乱（细胞缺钾）：该患者看似没有钾代谢紊乱，因为血清 $[K^+]$ 3.6mmol/L，在正常值范围内。但是，患者进食困难引起钾的摄入减少，频繁呕吐又引起钾的丢失过多，碱中毒又可加重低钾血症的发生。之所以血钾浓度降低不明显，是由于同时发生了酸中毒。

案例2

女性患者，35岁。因车祸致右腿发生严重挤压伤而急诊入院。

体格检查：血压 65/40mmHg，脉搏 106次/分，呼吸 25次/分。患者神志清楚，表情淡漠，伤腿发冷，发绀，从腹股沟以下开始向远端肿胀。膀胱导尿导出 250mL。

治疗经过：立即静脉补液和甘露醇治疗，血压升至 110/70mmHg，但仍无尿。入院急查血清钾 5.4mmol/L，输液后外周循环改善。再查血清钾 8.6mmol/L。决定立即行截肢手术。入院 72 小时，患者排尿总量为 250mL，呈酱油色，内含肌红蛋白。在以后的 20 天内患者完全无尿，持续使用腹膜透析。因透析而继发腹膜炎，右下肢残余部分发生坏死。入院第 21 天，测尿素氮 7.9mmol/L，血清肌酐 389μmol/L，血清钾 6.7mmol/L，pH7.19，$PaCO_2$ 30mmHg，$[HCO_3^-]$ 10.5mmol/L。尿中有蛋白和颗粒、细胞管型。虽经多方治疗，患者一直少尿或无尿，于入院第 36 天死亡。

问题

该患者发生急性肾衰的原因和发生机制是什么？

【讨论分析】

原因和机制　右腿严重挤压伤，引起休克，肌红蛋白大量破坏，肌红蛋白属内源性毒素，沉积于肾小管引起肾小管上皮细胞损伤脱落。脱落的细胞和沉积的肌红蛋白形成管型，阻塞管腔，GFR 降低。休克引起肾缺血，也可引起肾小管上皮细胞损伤。

案例 3

女性患者，55 岁。因精神不振、嗜睡 1 月，呕吐、尿少、面部水肿 2 周而入院。

患者于 10 年前因感冒、发热、咽痛，出现尿频、尿急、排尿烧灼感，未曾治疗。4 年前发现多尿、夜尿、烦渴，眼睑、面部、下肢水肿，尿中有蛋白、红细胞、管型等，伴有消瘦、疲乏、无力。上述症状日渐加重，曾于 1 年前前往医院检查，诊断为慢性肾盂肾炎、肾功能不全，治疗好转出院。近 2 周来病情加重，活动后心慌、气短，伴恶心、呕吐、精神不振、嗜睡。

体格检查：体温 37.5℃，脉搏 96 次/分，血压 150/115mmHg。患者极度衰弱，精神萎靡，反应迟钝，但意识清醒。面部重度水肿，皮肤、黏膜未见出血点。心界向左扩大，心前区可闻及Ⅲ级吹风样收缩期杂音。肺（一）。肝轻度肿大，有触痛。双侧肾区有叩击痛。

实验室检查：红细胞计数 $2.55 \times 10^{12}/L$，血红蛋白 73g/L，白细胞计数 $9.3 \times 10^9/L$，红细胞比容 22%；非蛋白氮（NPN）191.31mmol/L，肌酐 1387.9μmol/L，磷 3.07mmol/L。X 线显示全身骨质脱钙。血清钾 5.0mmol/L，血清氯 78mmol/L，血清钠 117mmol/L。

治疗经过：入院后，虽然经积极治疗，但效果不佳，且病情继续恶化，曾多次发生牙龈及鼻出血。在住院第 26 天时，血压升至 250/130mmHg，非蛋白氮 202.7mmol/L，肌酐 1405.11μmol/L，并有数次癫痫样痉挛发作，随后进入昏迷状态，于住院第 32 天死亡。

▶ **问题**

讨论该患者发生慢性肾功能衰竭的原因和发展经过。

【讨论分析】

原因和发展经过：慢性肾盂肾炎，从代偿期发展到肾功能不全期、衰竭期、尿毒症期。

案例 4

女性患者，70 岁。因浮肿、无尿入院。入院前因上呼吸道感染多次使用庆大霉素和磺胺类药物而出现浮肿，尿量进行性减少。查体：眼睑浮肿，双下肢凹陷性水肿。

实验室检查：尿蛋白（＋＋）；尿钠 64mmol/L，血肌酐 809 μmmol/L，血尿素氮 16.2mmol/L。

▶ **问题**

该患者发生急性肾衰的原因和发生机制是什么？

【讨论分析】

原因和机制　多次使用庆大霉素和磺胺类药物损害肾小管，上皮细胞脱落引起肾小管阻塞，基底膜断裂，引起原尿回漏，间质水肿压迫肾小管及血管，引起肾缺血，GFR 减低。庆大霉素使肾小球系膜细胞收缩，滤过膜面积减少，超滤系数降低，GFR 降低。

案例 5

男性患者，45 岁。有高血压病史 10 年，蛋白尿 2 年。因恶心、呕吐、厌食就诊。

体格检查：颜面水肿，血压 160/110mmHg。

实验室检查结果：pH 7.30，$PaCO_2$ 20mmHg，$[HCO_3^-]$ 9mmol/L，血清钠 127mmol/L，血清钾 6.7mmol/L，血清氯 88mmol/L，尿素氮 150mg/L。

▶ **问题**

1. 讨论该患者发生慢性肾功能衰竭的原因和发展经过。
2. 该患者有哪些主要的临床表现？其发生机制是什么？
3. 有哪些方面证明患者发生了慢性肾功能衰竭？

【讨论分析】

1. 原因和发展经过　高血压病引起肾损害，肾小动脉硬化，肾单位进行性减少，引起慢性肾衰竭。

2. 临床表现和发生机制

（1）恶心、呕吐、厌食　尿毒症毒素引起的消化道中毒症状。

（2）水肿　肾性水肿，钠、水潴留引起。

（3）蛋白尿　肾小球损害致基底膜通透性增加。

（4）代谢性酸中毒　固定酸排泄障碍，碳酸氢根离子重吸收障碍。

①高钾血症：肾排钾障碍；②氮质血症：肾排泄障碍；③低钠血症：肾排水障碍，内生水增加。

3. 依据　高血压病史 10 年，蛋白尿 2 年；有肾损害，恶心、呕吐、厌食，有水肿，高血压；pH 7.30，[HCO_3^-] 9mmol/L，血清钠 127mmol/L，血清钾 6.7mmol/L，尿素氮 150mg/L。

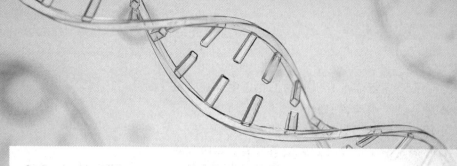

第五章 药理学

第1节 传出神经系统药物

 案例1

患者,男,52岁。因右眼胀痛、呕吐、视物模糊3天入院。身体检查未见异常。眼科检查:视力右眼指数/10cm,瞳孔散大约6.5mm,对光反应消失。前房浅,周边前房<1/4 CT。右眼眼压59.14mmHg,左眼20.55mmHg。诊断:右眼急性闭角型青光眼(急性发作期)。嘱患者用1%毛果芸香碱滴眼液频点右眼,1小时内共点15次,同时配合其他抗青光眼药物。但患者瞳孔仍处于散大状态。仍嘱患者继续频点毛果芸香碱滴眼液,约半小时后,患者出现全身不适、出汗、流涎、心慌、乏力、头晕不能站立。查体:血压85/60mmHg,心率70次/分钟。诊断:毛果芸香碱中毒反应。

▶ 问题

1. 为什么毛果芸香碱中毒会出现上述症状。
2. 应用何药可缓解这些中毒症状。

【讨论分析】

1. 毛果芸香碱是 M 受体激动剂,用量过多会出现 M 样症状,主要表现为心率变慢、血压变低、流口水、流汗、腹痛、腹泻等。

2. 主要针对患者的心血管反应进行治疗,可以用麻黄碱等升高血压。因为患者有青光眼,不能用阿托品等进行治疗。

案例 2

患者，男性，21岁。主因双眼睑下垂、复视6个月，加重伴四肢无力2周入院。患者缘于6个月前过度劳累后出现双侧眼睑下垂、复视，晨轻暮重，休息后减轻，劳累后加重，于当地医院行依酚氯铵试验阳性，诊断为重症肌无力，予吡斯的明60mg，每日三次口服，病情好转后自行停服。2周前感冒后病情加重，出现四肢无力、行走困难、双上肢抬举费力，为进一步系统治疗，来我院住院治疗。入院时主症：双眼睑下垂，眼球活动不灵活，复视，四肢无力，行走困难，双上肢抬举费力，畏寒肢冷，腰膝酸软，神倦懒言，无咀嚼、呛咳、呼吸及吞咽困难，纳可，夜寐安，二便调。既往无肝炎、结核等传染病史，无高血压、糖尿病及冠心病史，无外伤、精神病及药物过敏史，家族中无同类病患者。

入院后查体：体温36.7℃，脉搏86次/分，呼吸19次/分，血压120/78mmHg。双眼睑下垂，眼球活动不灵活，瞳孔正大等圆，对光反射灵敏，双侧咬肌及颞肌力可，双上肢肌力Ⅲ级，肌张力可，肘腱反射（+），霍夫曼征（-）。双下肢肌力Ⅳ级，肌张力可，跟、膝腱反射（+），巴宾斯基征（-），踝阵挛（-），深浅感觉未见明显异常。行肌电图示：低频电刺激衰减明显，高频无递增；依酚氯铵试验阳性；肌疲劳试验阳性。胸腺CT示：未见异常。血、尿、便常规正常。心电图正常。肝肾功能正常。空腹血糖正常。髋关节X线片正常。

诊断：重症肌无力。

问题

1. 重症肌无力用依酚氯铵诊断的依据？
2. 为什么用吡斯的明治疗？
3. 用抗胆碱酯酶治疗重症肌无力要注意什么？

【讨论分析】

1. 依酚氯铵（也被称为腾喜龙）在重症肌无力的治疗中起着重要作用。作为一种作用短而快的胆碱酯酶抑制药，依酚氯铵能够直接激动骨骼肌 N_2 受体，对神经肌肉接头的选择性较高，不良反应较少。其最大特点是作用迅速而短暂，因此非常适合用于诊断性试验。

2. 吡斯的明是胆碱酯酶抑制剂，可以抑制胆碱酯酶对乙酰胆碱的分解作用，所以临床上主要用于治疗重症肌无力和术后腹胀气或尿潴留。

3. 抗胆碱酯酶治疗重症肌无力注意不良反应：用量大会导致腹痛腹泻、汗液增加、唾液分泌增加、心脏抑制、心率缓慢等M样作用。

案例 3

患者男，28岁，菜农。因腹痛5小时，呼吸困难、抽搐1小时急诊入院。上午在菜地喷洒杀虫药1605时，未按操作规程工作，时有药液溅身。中午自觉头晕、恶心、轻度腹痛，未作更衣及清洗即卧床休息。此后腹痛急剧，不时呕吐，出汗较多。来院前呼吸急促，口鼻有大量分泌物，两眼上翻，四肢抽搐。入院时神志不清，呼吸困难，口唇青紫，两侧瞳孔极度缩小，颈胸部肌束颤动，两肺可闻及水泡音，大小便失禁。诊断：有机磷中毒。

治疗经过：（1）脱去污染衣物，用肥皂水清洗皮肤、头发和指甲等。

（2）阿托品10mg静脉注射，随后每5～15分钟静脉注射5mg，直到"阿托品化"后调整计量。减少给药次数，共注射阿托品113mg。

（3）碘解磷定0.8mg，静脉缓慢推注，随后又减半量重复一次。复方氯化钠注射液1500mL，10%葡萄糖注射液2500mL，静脉滴注。

问题

1. 患者为什么会出现上述中毒症状？
2. 阿托品为何能救治1605中毒？开始为何要达到"阿托品化"？"阿托品化"标志有哪些？
3. 碘解磷定治疗1605中毒的作用机制是什么？它能否被阿托品取代？或取代阿托品？

【讨论分析】

1. 有机磷是难逆性胆碱酯酶抑制剂，可以抑制胆碱酯酶活性，导致乙酰胆碱蓄积，激动M受体和N受体，引起M样症状（腺体分泌、平滑肌收缩和心脏抑制等）和N样症状（骨骼肌震颤、中枢抑制）。

2. 阿托品是M受体阻断药，可以治疗有机磷中毒引起的M样症状，需要高剂量才能竞争性抑制有机磷毒药，所以要达到"阿托品化"，主要表现为：面色潮红、心率加快、肺啰音消失、皮肤干燥、瞳孔扩大等。

3. 碘解磷定是胆碱酯酶复活剂，主要是复活被有机磷抑制的胆碱酯酶的活性。这类药物和阿托品作用机制不同，阿托品是治疗有机磷中毒引起的M样症状。两者不能相互替代。

案例4

患者，男性，76岁。主诉近来视力下降。

门诊处理：眼部滴用1%阿托品滴眼液扩瞳，并做了眼底检查。

当天晚上，患者感觉眼痛、头痛，并伴有恶心、呕吐等症状。紧急来医院检查，被医生诊断为急性闭角型青光眼急性发作期，立即住院，应用药物进行控制眼压治疗。

问题

患者在阿托品扩瞳后为何出现眼痛、头痛、恶心、呕吐等症状？应用阿托品扩瞳应注意哪些事项？

【讨论分析】

阿托品是 M 受体阻断药，可以松弛平滑肌、扩张瞳孔，导致眼内压增加，诱发青光眼。应用阿托品进行扩瞳检测眼底，需要询问患者是否有青光眼的病史。

案例 5

患者，男，37 岁。某晚急诊收入病房，给予去甲肾上腺素 2mg 加入 5% 葡萄糖 500mL 中静脉滴注，每分钟滴入 0.6mg。当晚，值班护士发现患者穿刺处稍有肿胀，但仍见有回血，次晨查房发现穿刺处皮肤苍白，立即用 0.5% 普鲁卡因 40mL 作局部浸润注射，预防组织坏死。

问题

1. 去甲肾上腺素注射外溢为什么出现皮肤苍白？
2. 为什么需要立即用普鲁卡因局部浸润注射？还可用什么药物处理？

【讨论分析】

1. 去甲肾上腺素是 α 受体激动剂，可以激动皮肤 α 受体，导致血管收缩，所以给予去甲肾上腺素会出现皮肤苍白。
2. 一旦出现去甲肾上腺素外渗导致的皮肤苍白，为了防止出现皮肤坏死，要积极进行治疗，主要治疗药物为 α 受体阻断药，局部注射，能够扩张血管。该案例用普鲁卡因进行局部注射，主要是局麻药可以阻断外周神经，减少神经的收缩功能，引起血管扩张，防治去甲肾上腺素外渗导致的皮肤收缩引起的皮肤苍白和缺血。

案例 6

患者，男，47 岁。因"情绪激动诱发心前区剧烈绞榨样疼痛半小时"于上午 11 时 32 分车送我院急诊科，即录心电图提示 $V_1 \sim V_5$ ST 段弓背向上抬高 $0.1 \sim 0.3$mV，$V_1 \sim V_5$ T 波高尖，Ⅱ、Ⅲ、avF ST 段下移 $0.1 \sim 0.3$mV。拟诊：急性广泛前壁心肌梗死，予以肌内注射盐酸哌替啶、静脉滴注硝酸甘油。后车送病房，中午 12 时送达本科时，突然意识丧失，四肢抽搐，心跳呼吸骤停，立即进行胸外心脏按压、人工呼吸，心电监护显示室颤，当即静脉注射肾上腺素 2mg，电除颤（300 瓦/秒），无效，此后每隔 5~10 分钟反复多次应用大剂量肾上腺素、利多卡因及电除颤，持续进行有效的心脏按压、人工呼吸，气管插管接上呼吸机。于 12 时 43 分静脉注射肾上腺素 12mg，利多卡因 200mg，12 时 45 分第 5 次电除颤（360 瓦/秒），恢复窦性心律。根据记录，心跳、呼吸骤停长达 45 分钟，心脏复苏成功。其后予脑复苏治疗及纠正酸中毒。下午 2 时 10 分恢复自主呼吸，25~30 次/分，心率 110 次/分，血压 117/72mmHg，心电图示：（1）窦性心动过速，（2）心肌缺血。后经过各种对症处理，住院 17 天，神志、智力无异，已恢复正常工作。

▶ **问题**

1. 在此病例中，心肌梗死病人为什么要用大剂量肾上腺素反复注射？
2. 反复注射肾上腺素会出现什么不良反应？该用什么对抗？

【讨论分析】

1. 病人出现心跳呼吸暂停多次，肾上腺素能够兴奋心脏，恢复心率，临床上可以用来治疗各种原因导致的心脏骤停。
2. 肾上腺素不良反应主要有血压升高、心律失常等。

📖 **案例7**

患者，女，51岁。因"突发晕厥约半小时"由朋友及宾馆服务人员急送入院，入院前已拨120，于2014年7月29日14：43到急诊，立即送入抢救室。

查体：深昏迷，呼之不应，口唇及四肢肢端发绀，全身皮肤冰凉，双侧瞳孔散大，约6mm，固定，对光反射消失，颈动脉搏动未扪及，心音消失，呼吸消失。

立即行双人CPR，保持呼吸道通畅，持续气囊给氧，建立静脉双通道，心电监护示心率0次/分，呼吸0次/分，SPO_2 0%，血压测不出。

14：50 给予肾上腺素1mg静脉推注，多巴胺40mg加入生理盐水250mL中静脉滴注。

14：55 给予阿托品1mg静脉推注，利多卡因0.1g静脉推注，肾上腺素0.1g静脉推注，地塞米松10mg加入生理盐水250mL中静脉滴注。

15：35 心电监护示心率145次/分，律齐，转入ICU继续治疗。

▶ **问题**

在该病例中，使用肾上腺素、多巴胺、阿托品、利多卡因和地塞米松的治疗目的是什么？

【讨论分析】

1. 肾上腺素被用于抢救心跳呼吸骤停和过敏性休克。在这个案例中，肾上腺素的使用是为了恢复患者的心跳和呼吸功能。
2. 多巴胺主要用于抢救休克和升高血压。在这里，多巴胺的使用旨在提升患者的血压，以改善其循环状态。
3. 阿托品主要用来提高心率，解除平滑肌或小血管痉挛，改善微循环，并抑制腺体分泌。在这个案例中，阿托品的使用可能是为了提高患者的心率，改善其循环状况。
4. 利多卡因是局麻药，除了具有局麻作用，还可以用于室性心动过速。本案例中，主要为了治疗室颤或室性心动过速，特别是由肾上腺素等药物引起的室颤。
5. 地塞米松则主要用于抗炎、免疫抑制、抗过敏和抗休克治疗。地塞米松的作用是提高患者对低氧的耐受力，保护受损脏器的损伤，特别是心肌的损伤。

案例 8

患者，男，35 岁。因腰椎间盘突出症需行腰椎间盘摘除术。手术开始前，患者接受了硬膜外麻醉。麻醉师在 L3~L4 间隙进行穿刺，并注入 0.5% 布比卡因 10mL 作为局麻药。然而，在注射药物后不久，患者突然出现呼吸困难、血压急剧下降、意识丧失等严重症状。

问题

1. 什么是全脊麻？全脊麻的临床表现有哪些？
2. 导致本例患者发生全脊麻的可能原因是什么？
3. 如何预防全脊麻的发生？

【讨论分析】

1. 全脊麻是局麻药在硬膜外腔扩散至全部脊神经根，使胸、腹段脊神经全部被阻滞的现象，是硬膜外麻醉严重的麻醉并发症，可能导致患者呼吸肌麻痹、循环衰竭，甚至死亡。全脊麻的临床表现包括突然出现的呼吸困难、血压急剧下降、意识丧失、心率减慢，甚至心脏骤停等。

2. 在本例患者中，发生全脊麻可能的原因包括局麻药剂量过大、穿刺部位过高、穿刺突破硬脊膜，导致麻药进入脊髓腔等引起的。

3. 全脊麻的预防：预防全脊麻的关键，是选择合适的穿刺部位和剂量，硬膜外麻醉须控制药液注入速度，防止穿破硬脊膜。一旦出现全脊麻要积极用药并抢救。

第 2 节　中枢神经系统药物

案例 1

患者，男，30 岁，有癫痫病史 5 年。1 小时前突然意识丧失、面色发绀、全身肌肉抽搐、尿失禁、舌咬伤、口吐白沫或血沫、瞳孔散大，持续约 3 分钟，之后病人并未苏醒，大约 10 分钟后又出现上述症状，如此反复发作 1 个多小时入院。

诊断：癫痫持续状态。

问题

患者应首选何药控制？该药有哪些药理作用和临床应用？

【讨论分析】

癫痫持续状态首选地西泮静脉滴注。主要作用有抗焦虑、镇静催眠、抗惊厥、抗癫痫、中枢性肌松作用。

 案例2

32岁已婚妇女，停经32周，孕早期B超检查胎儿大小与停经孕周相符。

头痛2天，抽搐2次，抽搐特点：每次持续1分钟左右自行停止，抽搐时意识不清，第2次抽搐后烦躁、四肢扭动、意识不清，抽搐前后无发热不适。否认慢性疾病、精神障碍性疾病史及癫痫史。血压明显增高，心率增快（血压171/101mmHg，心率120次/分），双下肢水肿，全身体检未见明显神经系统损伤阳性体征。大量蛋白尿（11.91g/24h），严重低蛋白血症，白蛋白呈进行性下降趋势，肝功能、血小板及凝血功能正常。

B超检查示胎儿臀位，孕27～28周大小，胎盘位置正常。心脏后负荷加重表现：左心房扩大，二尖瓣反流（轻微-轻度），三尖瓣反流（轻度）。心电图示：窦性心动过速。眼底血管痉挛（A∶V＝1∶2），伴眼底出血。

诊断：G1P0 孕32＋1周臀位，胎儿生长受限（fetal growth restriction，FGR）；重度子痫前期；子痫。

主要处理药物：硫酸镁；硝苯地平及拉贝洛尔；甘露醇；补充白蛋白及呋塞米；地西泮；地塞米松。

▶ 问题

结合本案例，试述硫酸镁、硝苯地平及拉贝洛尔、甘露醇、补充白蛋白及呋塞米、地西泮和地塞米松的用药目的。

【讨论分析】

1. 硫酸镁　解痉降压，缓解全身血管痉挛引起的组织器官缺血缺氧，降血压、减低心脏后负荷。

2. 硝苯地平及拉贝洛尔联合　硝苯地平拮抗钙离子，降低血压，改善心脏负担；拉贝洛尔通过阻断α受体和β受体，扩张血管、减慢心率，降低血压。

3. 甘露醇　患者抽搐2次，存在脑细胞缺血水肿，甘露醇能有效缓解脑细胞水肿，降颅压。

4. 补充白蛋白及呋塞米　利尿，肾损伤引起大量蛋白尿，严重低蛋白血症，水钠潴留引起组织细胞及腔隙水肿，在利尿的基础上，白蛋白适当扩容，减轻组织细胞水肿。

5. 地西泮　镇静，降低脑细胞对外界刺激的反应性，防止抽搐再发。

6. 地塞米松　促胎儿肺成熟，提高孕妇对缺氧等病理损伤的耐受能力。

案例 3

患者,男,35岁。因工作应酬频繁,常需饮酒。近期因工作压力大,出现失眠症状,于是自行购买了一种镇静催眠药,并每晚服用以帮助入睡。某日晚,患者参加了一场重要的商务晚宴,饮酒较多。回家后,患者按常规剂量服用了镇静催眠药,随后上床休息。不久后,患者出现呼吸困难、意识模糊等症状。家人发现后,立即拨打急救电话,将患者送往医院。到达医院时,患者已处于深度昏迷状态,呼吸和心跳微弱。经过紧急抢救,患者虽脱离生命危险,但留下了严重的神经系统后遗症。

▶ **问题**

为什么镇静催眠药与酒同时使用会导致严重后果?

【讨论分析】

镇静催眠药和酒精都具有中枢神经抑制作用,两者同时使用具有相互增强的作用,导致中枢神经系统过度抑制。这可能导致呼吸抑制、血压下降、心率减慢等严重后果,甚至危及生命。

镇静催眠药主要通过抑制中枢神经系统神经元的活动来发挥作用,而酒精则通过影响神经递质的传递来产生中枢抑制作用。两者同时使用,会在神经递质传递和神经元活动层面产生叠加效应,导致中枢神经系统功能严重受损。

案例 4

患者,男,32岁。主诉:近半年来出现幻觉、妄想、情感淡漠等症状,逐渐加重,影响日常生活。

现病史:患者半年前无明显诱因开始出现幻听,觉得有人在耳边说话,内容多为批评、威胁。随后出现妄想,认为有人在监视自己,试图迫害自己。情感逐渐变得淡漠,对家人和朋友的关心不再感兴趣。曾试图自行服药治疗,但症状未见改善。

体格检查:患者意识清晰,定向力完整。面部表情呆板,言语迟缓。未见其他异常体征。

精神检查:存在幻听、妄想症状,情感反应平淡。思维内容荒谬,逻辑推理混乱。

辅助检查:头颅 CT 及 MRI 检查未见异常。

诊断:精神分裂症。

▶ **问题**

1. 针对精神分裂症的治疗,请列举至少两种常用的抗精神病药物,并简述其作用机制。
2. 在使用抗精神病药物治疗过程中,需要注意哪些可能的不良反应?

【讨论分析】

1. 常用的抗精神病药物：

（1）典型抗精神病药　如氯丙嗪、氟哌啶醇等，主要通过阻断中脑-边缘系统和中脑-皮质系统的 D_2 受体发挥抗精神病作用。

（2）非典型抗精神病药　如奥氮平、利培酮等，不仅对 D_2 受体有拮抗作用，还对 5-羟色胺受体有拮抗作用，具有更为广泛的疗效。

2. 抗精神病药物可能出现的不良反应　锥体外系反应（如急性肌张力障碍、静坐不能等）、迟发性运动障碍，口干，便秘，体重增加，嗜睡，体位性低血压等。此外，长期使用还可能导致性功能障碍、认知障碍等。因此，在使用抗精神病药物时，需要密切监测患者的症状变化和不良反应，及时调整药物剂量或更换药物。

案例 5

患者，男，62 岁。患者因晚期肺癌伴有剧烈疼痛，需使用强效镇痛药物以缓解疼痛。

现病史：患者半年前诊断为肺癌晚期，近期出现持续性剧烈疼痛，严重影响生活质量。曾使用过非甾体抗炎药及其他弱效镇痛药，但效果不佳。现须使用强效镇痛药物进行疼痛管理。

体格检查：患者一般情况尚可，神志清晰。肺部可闻及湿啰音。疼痛评估显示为重度疼痛。

辅助检查：肺部 CT 示晚期肺癌征象，伴有淋巴结转移。

▶ 问题

1. 根据患者的病史和疼痛程度，请解释为何需要选择阿片受体激动药进行镇痛治疗？常见的阿片类镇痛药有哪些？

2. 在使用阿片受体激动药时，需要注意哪些可能的不良反应？

【谈论分析】

1. 阿片受体激动药的选择：鉴于患者为肺癌晚期伴有重度疼痛，且其他镇痛药物效果不佳，因此需要使用强效镇痛药物。常见的药物有吗啡、杜冷丁、芬太尼等。

2. 阿片受体激动药的主要不良反应　呼吸抑制、恶心、呕吐、便秘、嗜睡、成瘾性等。在使用过程中，应密切监测患者的呼吸情况，及时调整药物剂量，并采取相应措施预防和处理不良反应。

案例 6

患者，女，28 岁。主诉：因高热、头痛、全身酸痛就诊，自诉症状持续 2 天，影响正常工作和生活。

现病史：患者2天前无明显诱因出现高热，体温最高达39.5℃，伴有头痛、全身酸痛、乏力等症状。无咳嗽、咳痰、流涕等呼吸道症状，无恶心、呕吐、腹泻等消化道症状。自行服用感冒药无效，遂来就诊。

体格检查：体温38.8℃，脉搏90次/分，呼吸20次/分，血压120/80mmHg。咽部稍红，扁桃体无肿大。心、肺、腹未见异常。全身肌肉稍紧张，压痛阳性。

辅助检查：血常规示白细胞计数略升高，中性粒细胞百分率增高。

▶问题

1. 针对患者的症状，应如何选择解热镇痛药进行治疗？请列举至少两种解热镇痛药，并简述其作用机制。
2. 在使用解热镇痛药时，需要注意哪些可能的不良反应？

【讨论分析】

1. 根据患者的病史（高热、头痛、全身酸痛等），体格检查和辅助检查结果（白细胞计数略升高，中性粒细胞百分率增高），患者可能患有急性上呼吸道感染或流感等病毒感染性疾病。

针对患者的症状，解热镇痛药是常用的治疗药物。常用的解热镇痛药包括：①对乙酰氨基酚（扑热息痛）；②布洛芬。

上述两个药物都属于非甾体抗炎药，通过抑制环氧化酶，减少前列腺素的合成，发挥解热镇痛及抗炎作用。

2. 解热镇痛药常见的不良反应包括：胃肠道不适（如恶心、呕吐、胃痛等），过敏反应（如皮疹、呼吸困难等），肝功能异常等。因此，在使用过程中需要密切监测患者的症状变化，如有不良反应应及时处理。

案例7

患者，女，40岁。诊断为胆绞痛，所开处方如下。
RP：盐酸哌替啶注射液，50mg×1，50mg，肌内注射。
硫酸阿托品，0.5mg×1，0.5mg，肌内注射。

▶问题

该处方是否合理？并解释。

【讨论分析】

此处方合理。对胆绞痛患者的治疗，单用哌替啶止痛会因其兴奋胆管括约肌、升高胆内压而影响（减弱）止痛效果；若单用阿托品止痛，其解痉止痛效果较差（对括约肌松弛作用不恒定）。二者合用可取长补短，既解痉又止痛，可产生协同作用。

第3节　心血管系统药物

案例 1

患者，女，51岁。因阵发性胸闷，伴心悸半年，加重1周入院。患者有高血压病史达5年。患者于半年前常因情绪激动或劳累后出现心悸、阵发性胸闷伴四肢乏力，发作时间持续数分钟至30分钟，休息后可缓解，无胸痛，不伴有咳嗽、咳痰。在当地医院给予口服硝酸异山梨酯3次/日，10mg/次，复方丹参3次/日，3片/次，心痛定3次/日，10mg/次。曾查心电图，显示心房纤颤。入院查体：体温37℃，脉搏90次/分，血压120/75mmHg，心率140次/分，心音强弱不等，心律绝对不规则。检测血 TC 9.0mmol/L，TG 5.0mmol/L。查心电图：心房纤颤，心肌供血不足。结合患者为中年女性，有高脂血症史、高血压史，有典型的使用扩张冠状动脉药物有效史及心绞痛发作史，故诊断为冠心病，心房纤颤。入院后给予低脂饮食，口服单硝酸异山梨醇酯2次/日，10mg/次，马来酸依那普利2次/日，10mg/次，维拉帕米3次/日，80mg/次，给予复方丹参液20mL＋5％葡萄糖溶液500mL，静脉滴注，1次/日。患者自觉症状有所减轻，偶尔伴有心悸，查心率130次/分，为降低患者心率，嘱患者午饭后口服（当日13：00）普萘洛尔10mg，3小时后（16：00）患者自觉心慌、呼吸困难。查口唇发绀，双肺呼吸音粗，心率50次/分，急查心电图，心房纤颤合并Ⅱ度房室传导阻滞。心率36次/分，血压60/37.5mmHg。

问题

1. 以上药物使用有哪些错误？为什么？
2. 出现以上严重的不良反应，应做何处理？

【讨论分析】

1. 患者有心绞痛和高脂血症，维拉帕米是钙通道阻断剂，可以减慢心率，普萘洛尔是β受体阻断剂，也可以抑制心率，联合用药要注意控制剂量。适量的普萘洛尔药物可以抑制心率，以上案例中普萘洛尔药物过量致使心率缓慢，血压下降，哮喘发作。

2. 可以用加快心率进行治疗：如异丙肾上腺素、阿拉明或阿托品等；哮喘治疗用糖皮质激素静脉滴注，或沙丁胺醇等。

案例 2

患者，女，69岁。持续性咽喉不适伴干咳3个月，反复就诊于当地门诊，以慢性扁桃体炎、慢性咽炎治疗1月余无效。后入住三甲医院,入院后查体:血压140/85mmHg,情况良好,咽后壁慢性充血,双侧扁桃体Ⅱ度肿大,慢性充血。心、腹、肺无异常,胸部X线、心电图、血常规检查无异常。考虑为慢性扁桃体炎长期刺激咽部所致。行双侧扁桃体摘除术,术后干咳无明显改善、咽干不适而来我院就诊,经详细追问病史,患者口述近3个月因发现高血压服用卡托普利片,嘱停用卡托普利药物,服用其他降血压药,1周后症状有所减轻。

问题

1. 卡托普利为什么会导致干咳?
2. 如若服用卡托普利导致干咳时,该做如何处理?

【讨论分析】

卡托普利是血管紧张素转化酶抑制剂,可以使缓激肽降解受阻,会导致刺激性干咳和黏膜水肿。若发现干咳,需停止用药,并换用其他治疗药物,如血管紧张素Ⅱ受体阻滞剂。

案例3

患者,女性,18岁。因气短、心慌1年,咯血、咳嗽、尿少和腹胀2周入院。

入院后进行各项检查,诊断结果:心功能Ⅳ级,肺部感染,风湿性心脏瓣膜病。实验室检查:血清钾4.6mmol/L,血清钠144mmol/L,血清氯90mmol/L,HCO_3^- 329mmol/L。住院后给予强心、利尿(氢氯噻嗪3次/日,25mg/次)、抗感染治疗,并进低盐食物。治疗7天后,下肢浮肿、腹胀基本消失,心衰出现明显改善。治疗18天后,心衰基本控制,但一般状况无明显改善,且出现嗜睡、腹胀、全身软弱无力、精神萎靡不振、恶心、呕吐及尿少等并有脱水现象。血清钾2.9mmol/L,血清钠112mmol/L,血清氯50.9mmol/L,$[HCO_3^-]$ 335.7mmol/L。立即给予静脉补充含氯化钾的葡萄糖盐水。补钾5天后,一般状况明显好转,肌张力恢复,食欲增加,尿量逐渐正常;血清钾4.4mmol/L,血清钠135mmol/L,血清氯91mmol/L,$[HCO_3^-]$ 330mmol/L。

问题

1. 导致患者出现低血钠、低血钾的原因有哪些?
2. 机体出现的哪些症状与低血钾有关?并说明理由。为什么病情需补钾5天后才得以好转?

【讨论分析】

1. 氢氯噻嗪是一种通过抑制肾小管钠-氯转运体,从而起到利尿作用的药物,且能够引起低血钠和低血钾。

2. 全身软弱无力、精神萎靡不振、恶心、呕吐、腹胀、嗜睡。

为了纠正低钾血症，医生给予患者静脉补充含氯化钾的葡萄糖盐水。然而，补钾治疗需要一定的时间才能看到明显的效果，因为钾离子在体内的分布和平衡是一个复杂的过程，涉及细胞内外液的交换和调节，一般来说，细胞内外达到钾的平衡需要五天左右的时间。此外，补钾的速度和浓度也需要严格控制，以避免高钾血症的风险。

案例 4

患者，男性，60岁。反复呼吸困难2年，加重伴双下肢重度水肿3个月。2年前在轻度活动后出现呼吸困难，夜间阵发性端坐呼吸，间断踝部水肿。自此之后症状逐渐加重。近3个月持续端坐入睡，体重共增加5kg，夜尿（2~3次/夜），双下肢重度水肿。既往史：高血压史长达20余年。体格检查：脉搏100次/分，呼吸28次/分，血压160/100mmHg。口唇发绀伴有颈静脉怒张。胸部检查可闻及双侧干啰音和吸气相湿啰音。心律齐，可闻及舒张早期奔马律。肝大，轻触痛，肝-颈静脉回流征阳性，四肢凹陷性水肿。胸部X线结果提示双侧少量胸腔积液，心脏扩大。诊断：全心衰竭，高血压心脏病，心功能Ⅲ级。

问题

针对心衰问题可选择什么药物进行治疗？

【讨论分析】

1. 急性心衰药物　主要使用强心、利尿、扩血管药物，急性心衰患者往往有较明显的端坐呼吸、下肢水肿、呼吸困难等症状，所以须减轻心脏负担、水钠潴留，通过上述药物可以迅速缓解患者症状。

2. 慢性心衰药物　主要抑制心肌重塑以改善长期预后，包括血管紧张素Ⅱ受体阻滞剂，即 ARB、ACEI，同时加以醛固酮受体拮抗剂和β受体阻滞剂等。

案例 5

王先生，65岁，男，退休教师。

主诉：活动后心悸、气短、下肢水肿，症状逐渐加重，影响日常生活。

现病史：患者高血压病史10余年，一直服用降压药物控制血压。患者近半年来出现活动后心悸、气短，休息后可缓解。近一个月来，症状逐渐加重，即使轻微活动也会出现明显不适。同时，患者发现下肢水肿，按压后有凹陷。无胸痛、晕厥等其他症状。

体格检查：血压140/90mmHg，心率95次/分，律不齐，心尖区可闻及收缩期杂音。双下肢轻度水肿。

辅助检查：心电图示心房颤动，心室率偏快。超声心动图示左心房、左心室扩大，心室壁运动减弱，射血分数降低。

▶ **问题**

1. 针对患者的心功能不全,应如何选择强心苷类药物进行治疗?
2. 在使用强心苷类药物时,需要注意哪些可能出现的不良反应?

【讨论分析】

1. 强心苷类药物的选择与作用机制　针对患者的心功能不全,强心苷类药物是常用的治疗药物,常用的强心苷类药物包括地高辛和洋地黄毒苷等。强心苷类药物的作用机制是,通过抑制心肌细胞膜上的 Na^+、K^+-ATP 酶,增加细胞内钙离子浓度,从而增强心肌收缩力。同时,地高辛还具有减慢心率、抑制房室传导的作用,有助于改善心律失常。

2. 不良反应　强心苷类药物常见的不良反应包括:心律失常(如室性期前收缩、房室传导阻滞等),胃肠道反应(如恶心、呕吐等),视觉障碍(如黄视、绿视等)。因此,在使用过程中须密切监测患者的症状变化,及时调整药物剂量或更换药物。用药期间还需监测血钾等,防止低血钾的形成。

案例6

患者,男,57岁,教师。发现血脂增高1个月,血压升高6年。现病史:患者6年前在例行体检时发现血压升高,最高达 170/110mmHg,无头痛、头晕及心悸,规则服用美托洛尔及氨氯地平治疗,血压控制在 130/80mmHg 左右。1个月前在本院门诊查血清总胆固醇 6.25mmol/L,甘油三酯 4.8mmol/L,低密度脂蛋白胆固醇 4.53mmol/L,门诊以"高血压病,高脂血症"收住院。

辅助检查:①血脂:总胆固醇 6.25mmol/L,甘油三酯 4.8mmol/L,低密度脂蛋白 4.53mmol/L,高密度脂蛋白 0.92mmol/L;②心电图:左室高电压;偶发房性期前收缩;③空腹血糖 6.56mmol/L,餐后2小时血糖 9.05mmol/L;④心脏彩超:左室后壁 12.5mm,室间隔 12.5mm。

诊断:1.高血压病,2级极高危;2.高脂血症;3.糖耐量异常。

▶ **问题**

患者高脂血症需要用药物治疗吗?可采用什么药物建立治疗方案?

【讨论分析】

该患者所有血脂指标均异常,需要进行治疗,其中低密度脂蛋白、总胆固醇、甘油三酯升高,高密度脂蛋白降低,是典型的高脂血症表现。可以用下列药物。

(1) 他汀类药物　他汀类药物是降低低密度脂蛋白胆固醇的首选药物,可以有效降低心血管事件的风险。

(2) 贝特类药物　贝特类药物主要用于降低甘油三酯水平,对于甘油三酯升高的患者有较好的疗效。由于本例患者甘油三酯水平显著升高,可以考虑联合使用贝特类药物。

案例 7

女，68岁。因"发作性胸闷10余年，再次发作性胸闷5天"入院就诊。患者10余年前劳累时出现胸闷，主要位于胸骨中下段范围、为患者手掌大小、有闷胀不适感，持续2～3分钟，表现为心跳加快，伴心悸，无放射痛，每次发作后休息几分钟后能够自行缓解。

既往史：曾经血压高达180/110mmHg，既往高血压病史10余年，曾给予正规降压治疗，后续主要是自身口服降压药进行控制。

体格检查：体温36.4℃，脉搏68次/分，呼吸20次/分，血压145/95mmHg。扶入病房，神志清楚，未见皮肤黏膜黄染及出血点，颈软，无抵抗，伴颈静脉怒张，双肺呼吸音清，腹软，无压痛，肝脾肋下未触及，心界无扩大，心律齐，未闻及杂音。双下肢无水肿。

初步诊断：1. 冠心病、心绞痛；2. 高血压3级。

问题

1. 请从心肌供氧和耗氧的角度，阐述病人心绞痛发病机制，并提出药物治疗原则。
2. 试分析该病人最适合选用什么药物治疗。

【讨论分析】

1. 心绞痛发作的机制是心脏供氧平衡失衡的结果。心脏供氧主要和血管有无堵塞、狭窄、弹性等有关。需氧主要和心脏的前后负荷和心率等相关。治疗原则主要从增加血供、血氧，减少心脏负荷入手。
2. 该病人为劳力性心绞痛，可以使用β受体阻断药联合硝酸酯类药物防治心绞痛。

案例 8

张某，男，71岁。因"下肢浮肿、胸闷、气急"就诊，诊断为"慢性心功能不全"，处方如下：

RP：① 地高辛片，0.25mg×10，0.25mg/次，3次/日；
② 氢氯噻嗪片，25mg×30，25mg/次，3次/日；
③ 泼尼松片，5mg×30，10mg/次，3次/日。

问题

该处方是否合理，请分析。

【讨论分析】

此处方不合理。原因：①氢氯噻嗪能促进钠、水排泄，减少血容量，降低心脏的前、后负荷，消除或缓解静脉淤血及其所引起的肺水肿和外周水肿，但其可引起血钾降低；②泼尼松具有保钠、排钾作用，可引起水钠潴留而加重患者的水肿，同时降低血钾；③氢氯噻嗪与泼尼松合用可明显降低血钾，地高辛在低血钾时易引起中毒。

 案例9

徐某，男，63岁。因"劳累后反复发作胸骨后压榨性疼痛6个月"就诊，医生诊断为"冠心病心绞痛"，开处方如下：

RP：① 硝酸甘油片，0.5mg×30，0.5mg/次，舌下含化；
② 普萘洛尔片，10mg×30，10mg/次，3次/日。

▶ **问题**

请分析该处方是否合理，为什么？

【讨论分析】

此处方属合理用药。原因：①硝酸甘油和普萘洛尔合用，可增强疗效，同时取长补短；②普萘洛尔致冠状动脉收缩和心室容积增大的倾向可被硝酸甘油消除，而硝酸甘油引起的心率加快，可被普萘洛尔所对抗。

案例10

男，48岁，体重95kg。因"突然胸前区压榨性疼痛"送当地医院，诊断为"急性广泛前壁心肌梗死"。后进行溶栓治疗，但效果不佳。入院后5天后突然心悸，随即意识丧失，心电图监测示持续单形性室速，频率210次/分，立即电转复治疗成功。给利多卡因静脉滴注，仍有多次反复发作并复电转复治疗。3小时后改用胺碘酮，3mg/kg静脉注射后以1.5mg/kg维持用药，并反复静脉推注胺碘酮共9 mg/kg。第一天胺碘酮用量共2880mg；共电转复达五十余次，第二天开始口服胺碘酮，并同时加用利多卡因。后加口服美托洛尔12.5mg，3次/日。室速在发作后25天基本控制，患者于发病后1个月接受冠状动脉造影，示前降支单支阻塞，室壁瘤形成，后行室壁瘤切除术后服药至今，无室速发作。

▶ **问题**

1. 利多卡因、胺碘酮分别通过什么机制发挥抗心律失常的作用？
2. 此患者抗室性心动过速为什么还要联合使用美托洛尔？美托洛尔起什么作用？

【问题与讨论】

1. 利多卡因是Ⅰ类抗心律失常药，主要用于室性心律失常，其原理主要是通过阻断钠离子内流，从而提高心肌兴奋的阈值，达到降低心肌自律性的效果。

胺碘酮是Ⅲ类抗心律失常药，可用于包括室性心律失常等多种心律失常的治疗。

2. 首先，因利多卡因须维持用药，因为其静脉作用时间短，胺碘酮能降低利多卡因肝脏代谢速度，所以在与利多卡因联合应用时，一定程度上降低了利多卡因的代谢速度，从而达到延长利多卡因的作用时间的效果。其次，利多卡因对心肌梗死后室性心律失常效果比较好，但对房扑、阵发性室上速、房颤等没有明显效果，利多卡因与胺碘酮联合使用可以有效降低其他心律失常的发生概率。两者联合使用，对室性心律失常，特别是室颤和室速的治疗效果更佳。

第4节 内分泌系统药物

案例 1

王某，女，49岁。主诉：双眼睑浮肿、发热1个月，咯血伴气促5天。患者1个月前无明显诱因发现双眼睑浮肿，发热，体温在37.8～38.5℃范围内波动，伴四肢大关节疼痛，但无寒战、畏寒和盗汗，无咳嗽、咳痰，无腹痛、腹泻，无尿频、尿急、尿痛，血尿和腰痛，无关节活动障碍，就诊于当地医院，经化验尿常规及其他检查后，拟诊为"系统性红斑狼疮（SLE）"，给予波尼松60mg/日口服治疗；

诊断：1. 系统性红斑狼疮（SLE）；2. 狼疮性肾炎。

治疗方案：

(1) 入院后应用甲强龙60mg/日静脉滴注，治疗系统性红斑狼疮。

(2) 维持电解质平衡，对症治疗。

问题

1. 应用甲强龙的目的为何？怎样使用更加合理？此类药物有什么药理作用？作用机制是什么？

2. 治疗过程中为什么要维持电解质平衡？

【讨论分析】

1. 系统性红斑狼疮和狼疮性肾炎都是自身免疫性疾病，甲强龙是糖皮质激素药物，通过抑制免疫作用缓解红斑狼疮造成的伤害。糖皮质激素副作用较多，开始可以用大剂量冲击疗法治疗急性发作，后续治疗通过小剂量维持，早上服用药物、两天的药物一次服用等方法减少副作用的发生。

2. 糖皮质激素有弱盐皮质激素的作用，长期服用会致使水、电解质紊乱。主要表现为排钾、水钠潴留。

案例2

张女士，52岁，女，退休教师。主诉：长期使用糖皮质激素治疗自身免疫性疾病，近期出现多种不适症状。

现病史：患者因患有类风湿性关节炎，长期口服糖皮质激素类药物（泼尼松）控制病情。近几个月来，患者逐渐出现腰背部疼痛、关节疼痛加重、体重增加、乏力等症状，并伴有间断性咳嗽、咳痰。

辅助检查：血常规示白细胞计数略升高，中性粒细胞比例增高。血生化检查示血糖、血脂升高。骨密度检查示骨质疏松。

问题

1. 根据患者的病史和辅助检查结果，分析患者可能出现了哪些糖皮质激素的不良反应？
2. 如何预防和减少糖皮质激素的不良反应？

【讨论分析】

1. 根据患者的病史和辅助检查结果，患者可能出现了以下糖皮质激素的不良反应。

（1）骨质疏松 长期使用糖皮质激素可抑制骨形成，促进骨吸收，导致骨质疏松。

（2）感染 糖皮质激素可抑制免疫系统功能，增加感染风险。患者白细胞计数升高、中性粒细胞比例增高，提示可能存在感染。

（3）代谢异常 糖皮质激素可影响糖、脂肪代谢，导致血糖升高、血脂异常。患者血糖、血脂升高，符合这一不良反应。

2. 预防和减少不良反应的措施如下。

（1）在使用糖皮质激素时，可以采用大剂量冲击疗法（急性病症）和小剂量维持疗法，为减少不良反应，可以采用早晨服药和隔日疗法等。

（2）同时使用其他药物辅助治疗，减少糖皮质激素的用量。

（3）加强患者教育，提高患者对不良反应的认识和自我监测能力。

（4）定期监测血糖、血脂、骨密度等指标，及时发现并处理不良反应。

案例3

患者，女，30岁。平素月经规律，末次月经2015年1月9日，停经56天，自然流产史2次；否认甲状腺疾病及治疗史；常规体检未进行甲状腺功能检查。有甲状腺疾病家族史。

查体：甲状腺未触及肿大。妇科检查：宫体增大（符合停经天数）、质软。血β-hCG明显升高。B超检查提示宫内早孕。

甲状腺功能检查：FT3 4.79pmol/L，FT4 10.28pmol/L，TSH 10.22mIU/L，TPO-Ab（＋）。甲状腺超声：未见明显异常。

诊断与诊断依据：G2P0，孕8周；妊娠合并甲状腺功能减退症（简称"甲减"）。

处理方案及理由：

(1) 复查甲状腺功能,进行甲状腺超声检查,评估病情。
(2) 立即开始左旋甲状腺素(优甲乐)治疗:50μg,每日1次。
(3) 定期复查 FT4、TSH。

问题

简述 T3、T4 的功能有哪些?孕期甲状腺功能低下会产生什么影响?

【讨论分析】

T3 和 T4 是甲状腺激素的主要形式,具有调节新陈代谢、维持神经和骨骼的发育等功能。

T3 和 T4 促进生长发育,尤其是对胎儿和新生儿的神经系统发育有着至关重要的作用。在孕期,如果甲状腺功能低下,即孕妇患有甲减,可能会对胎儿产生不良影响。具体包括:影响智力发育、增加出生缺陷风险、流产或早产等。因此,孕妇在受孕期间应定期接受甲状腺功能检查,如有异常,应及时就医并接受相应的治疗,以确保母婴健康。

案例 4

李某,男,52岁。因"多汗、燥热、心悸、易激怒等"就诊医院检查血清 T3、T4 明显增高,诊断为"甲状腺功能亢进症"。

RP:① 丙硫氧嘧啶,0.1g×30,3次/日,0.1g/次;
② 普萘洛尔,10mg×30,3次/日,10mg/次;
③ 地西泮,5mg×10,1次/每晚,5mg/次。

问题

1. 此处方用药是否合理?为什么?
2. 丙硫氧嘧啶的药理作用有什么?有什么副作用?

【讨论分析】

1. 处方合理。丙硫氧嘧啶抑制甲状腺激素的释放以及 T4 向 T3 的转化。普萘洛尔治疗心动过速等症状。地西泮用于甲亢导致的失眠、焦虑和易激怒等症状。

2. 丙硫氧嘧啶主要是在甲状腺组织内抑制甲状腺摄取碘,抑制四碘甲状腺原氨酸的合成和甲状腺滤泡释放甲状腺素到体外。抑制甲状腺分泌 T4 且向 T3 的转换。

副作用:皮肤瘙痒或皮疹较多见,还有可能会引起血液系统的不良反应,多见轻度粒细胞减少。

第5节 血液系统药物

> **案例1**
>
> 某患者,男,农民。6个月前劳累后出现咳嗽,伴活动后气短、胸闷。自起病以来,因常感头昏、乏力,长期卧床休息。1周来出现左下肢进行性水肿、疼痛行走困难。入院检查:血压100/60mmHg,脉搏62次/分,口唇轻度发绀。心率80次/分,双肺呼吸音粗,心界不大,心音强弱不等,律不齐,心尖区可闻及舒张期隆隆样杂音。左下肢肿胀有触痛。
>
> 经心脏超声、心电图、彩色多普勒血流现象、双下肢动静脉超声多普勒等手段检查,诊断为:风湿性心脏瓣膜病心房纤颤;双下肢静脉血栓形成。
>
> 给予抬高双下肢、抗凝、抗血小板、溶栓、扩血管等对症治疗,症状有所缓解。具体治疗措施:①5%葡萄糖液250mL+前列腺素E100μg静脉滴注;②阿司匹林肠溶片100mg,每天一次,对症治疗;③尿激酶500kU经患肢静脉滴注;④低分子肝素钠5kU皮下注射,每小时1次,疗程1周,症状缓解。住院10天,好转出院。
>
> 长期医嘱:①口服阿司匹林肠溶片100mg;华法林1.25mg/次,每天1次;厄贝沙坦片150mg/次,每天1次;琥珀酸美托洛尔缓释片23.75mg/次,每天1次;②饮食需做到低盐低脂,避免长期卧床,需进行适当活动。

▶ **问题**

1. 试述尿激酶的作用及作用机制?血栓形成后尿激酶使用效果最好的时间段是什么时候?
2. 应用华法林、阿司匹林和肝素的目的是什么?它们的作用机制是什么?

【讨论分析】

1. 尿激酶直接作用于内源性纤维蛋白溶解系统,能催化裂解纤溶酶原成纤溶酶,后者不仅能降解纤维蛋白凝块,亦能降解血液循环中的纤维蛋白原、凝血因子Ⅴ和凝血因子Ⅷ等,从而发挥溶栓作用。一般发生血栓栓塞后6小时内使用比较好。

2. 华法林的作用是通过竞争性抑制维生素K,减少血凝状态,预防血栓形成;阿司匹林的作用是防止血小板凝集;肝素的主要作用是防止血栓形成。

> **案例2**
>
> 患儿,男性,12个月。主诉:皮肤黏膜苍白伴精神不振3个月。近3个月患儿父亲

发现患儿皮肤苍白，食欲差，易疲乏，不爱活动，早期曾表现为注意力不易集中和烦躁不安。患儿系第1胎第1产，35周早产，出生体重1700g，出生5个月起不规则添加米粉、米汤等，未添加其他辅食。父母体健，否认贫血家族史。

辅助检查：血常规：红细胞计数 $2.60×10^{12}/L$，血红蛋白 55g/L，白细胞计数 $5.2×10^9/L$，血小板计数 $196×10^9/L$，MCV 72fl，MCH 23pg，MCHC 0.27。外周血涂片：红细胞大小不等，以小细胞为主，中央淡染区扩大。骨髓象：红系增生活跃，以中、晚幼红细胞增生为主，各期红细胞均较小，血红蛋白含量极少，未见原始及幼稚细胞。血生化：血清铁蛋白（SF）10mg/L，血清铁（SI）7.8mmol/L，总铁结合力（TIBC）70.8mmol/L，转铁蛋白饱和度（TS）0.13，红细胞游离原卟啉（FEP）1.1mmol/L，丙氨酸转氨酶 13.5 IU/L，天冬氨酸转氨酶 11.8IU/L，血清总蛋白 48g/L，白蛋白 28g/L。尿常规（-）、大便常规（-）、粪便隐血（-）、大便查虫卵（-）。

问题

1. 该病例的诊断为何？本病常见的病因有哪些？
2. 如何正确指导患者口服铁剂？

【案例讨论分析】

1. 该病例诊断为"营养性缺铁性贫血"。本病常见的病因有：①先天储铁不足，胎儿最后3个月从母体获得的铁最多，所以早产、多胎、胎儿失血或者孕母缺铁均可使胎儿储铁减少；②铁摄入量不足，牛乳、谷物、人乳中含铁量均低，如不及时添加富铁的转换期食物，较易发病；③生长发育因素，早产儿、婴儿及青春期儿童生长发育迅速，需铁量增加，如不及时添加富铁的食物，易发生缺铁；④铁吸收障碍，食物不合适的搭配容易影响铁的吸收，肠道疾病可导致铁吸收减少、排泄增加；⑤铁丢失过多，钩虫病、肠息肉、消化性溃疡等疾病导致的长期慢性少量失血也会导致缺铁。用未加热处理的鲜牛乳直接喂养婴幼儿，也可能致使因牛乳过敏，出现少量肠出血。

2. 铁剂首选口服，常用含二价铁的富马酸亚铁、硫酸亚铁等。每天口服铁元素 4～6mg/kg，一天分3次口服。宜从小剂量开始使用，在1～2天时间内加至足量。于两餐间服药，在利于吸收的同时，也可以减少胃肠道的刺激。可与果汁、维生素C同服，利于吸收。铁剂可使牙齿变黑，应使用吸管服药。服药过后出现大便变黑，停止使用药物后能恢复正常，且应告知家长。

案例3

某男，25岁，职员。肝炎后并发再生障碍性贫血，药物治疗无效，入院后拟作骨髓移植治疗，供髓者为患者胞妹。骨髓移植前一天，给患者作颈静脉切开插管术，插管成功后，导管内注入肝素稀释液5mL（9125U）防止凝血。次日晨6时患者鼻衄，9时整护士执行医嘱，再向导管注入肝素原液5mL（62500U），上午10时开始移植骨髓，在手术前后又各注入肝素原液 5mL（62500U）。至下午 3 时，病人头痛、呕吐，随即抽搐、昏迷。鱼精蛋白救治无效死亡。尸检发现：脑膜下弥漫性出血，脑实质出血，脑室出血及心膈面出血。

问题

1. 肝素过量致自发性出血的作用机制。
2. 鱼精蛋白救治肝素过量出血的作用机制。
3. 本例在使用肝素治疗的过程中，有哪些可以吸取的教训？

【讨论分析】

1. 肝素是一种抗凝血药物，通过增强抗凝血酶Ⅲ和凝血酶之间的亲和力，加速凝血酶的失活，并抑制血小板的聚合，从而调节血液凝固过程。当肝素使用过量时，这种凝血功能障碍进一步引发出血症状，包括皮肤黏膜的出血，如皮肤瘀斑、牙龈出血、鼻腔出血等，严重时还可能出现脑出血、消化道出血等危及生命的情况。

2. 鱼精蛋白救治肝素过量出血的作用机制在于其能够特异性拮抗肝素的抗凝作用。

3. 在本例使用肝素治疗的过程中，首先，应严格控制肝素的剂量和用药频率，避免过量使用。

其次，在使用肝素期间，应密切监测患者的凝血功能指标和出血症状，一旦发现异常，应立即停止用药，并及时采取救治措施。此外，医护人员应充分了解肝素的适应证、禁忌证和不良反应，以便在使用过程中能够及时发现和处理可能出现的问题。

第 6 节　呼吸系统药物

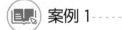

案例 1

患者，男，22 岁。哮喘复发 3 天，有 8 年哮喘史。伴轻度咳嗽，痰液呈泡沫状，量小。诊断：支气管哮喘。处方如下：

RP：① 醋酸泼尼松片，5mg×30，3 次/日，5mg/次；
② 氨茶碱片，0.1g×20，3 次/日，0.1g/次；
③ 溴己新片，8mg×40，3 次/日，16mg/次。

问题

1. 治疗哮喘的药有什么？

2. 应用泼尼松、氨茶碱和溴己新的目的为何？它们的作用机制是什么？该处方是否存在问题？

【讨论分析】

1. 药物种类主要有 ①糖皮质激素，包括吸入性给药、口服用药、全身用药或者静脉给药；②抗胆碱能药物；③白三烯受体拮抗剂；④茶碱类；⑤β2 受体激动剂。

2. 泼尼松是糖皮质激素药物，通过抗炎、抗过敏减少哮喘发作的可能；氨茶碱可以起到扩张支气管平滑肌的作用，可以防治支气管哮喘疾病；溴己新是祛痰药，可以增加痰液的排出。该处方最大的问题是泼尼松的给药方式是口服，糖皮质激素药物全身用药存在很多不良反应，建议改为局部气雾剂用药。

案例 2

患者，男，50 岁。患有支气管哮喘，正在服用氨茶碱，因心动过速，医生加用普萘洛尔，处方如下：

RP：① 氨茶碱片，0.1g×20，3 次/日，0.1g/次；
　　② 普萘洛尔片，10mg×20，3 次/日，10mg/次。

▶ 问题

1. 此处方用药是否合理？为什么？
2. 氨茶碱有哪些药理作用？

【讨论分析】

1. 本处方不合理。由于普萘洛尔为 β 受体阻断药，故可诱发支气管哮喘。而氨茶碱可以兴奋心脏，增加患者心动过速。

2. 氨茶碱药理作用 ①松弛支气管平滑肌，也能松弛胆道、肠道等多种平滑肌，对支气管黏膜的水肿、充血也有缓解作用；②增加心排出量。

案例 3

患者，女，45 岁。

主诉：反复发作性气喘 1 年，再发 20 天。

发作特点：夜间多发，伴胸闷、干咳。最初可以自行缓解。院外按支气管哮喘治疗也能缓解。但治疗不规则。近 20 天发作频繁，除胸闷、喘息、咳嗽外，伴少量白黏痰，原治疗方案效果不佳。

辅助检查：

（1）血常规：嗜酸性粒细胞百分率 15.44%。

（2）胸部正侧位 X 线：双肺斑片影，考虑炎症（图 5-1）。

（3）肺部CT：右肺上叶小斑片影，考虑炎症；右肺下叶基底段小肺大泡（图5-2）。

诊断：支气管哮喘急性发作期，肺炎。

用药：

① 头孢美唑，静脉滴注，1次/12h；

② 沙丁胺醇、异丙托溴铵、布地奈德雾化，2次/日；

③ 多索茶碱0.2g，静脉滴注；

④ 甲基强的松龙8mg，3次/日。

其他：氨溴索雾化、补液等治疗。

患者在入院第7天后，喘息好转，夜间可平卧休息。咳嗽、咳黄白黏痰好转。10天后出院。

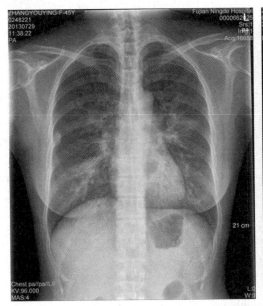
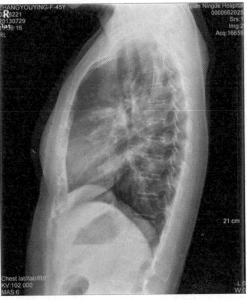

图5-1 患者胸正侧位X线片

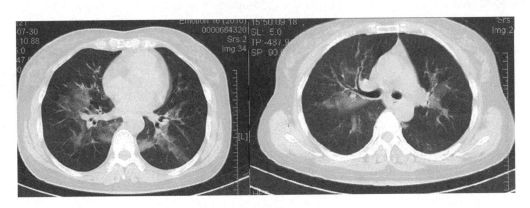

图5-2 患者胸部CT图像

▶ 问题

请说出头孢美唑、沙丁胺醇、异丙托溴铵、布地奈德、多索茶碱、甲基强的松龙和氨溴索的用药目的。

【讨论分析】

在这个案例中,患者被诊断为支气管哮喘急性发作期以及肺炎,以下是所提到的各种药物的用药目的。

(1) 头孢美唑 头孢美唑被用于治疗患者肺炎的细菌感染,其抗菌谱包括金黄色葡萄球菌、大肠埃希菌、肺炎杆菌等。

(2) 沙丁胺醇 这是一种β2受体激动剂,其主要作用是扩张气管,缓解哮喘患者的气管收缩症状。

(3) 异丙托溴铵 这是一种M胆碱受体阻断剂,适用于慢性支气管扩张和慢性阻塞性肺疾病等患者,能够促进支气管黏膜纤毛的运动,使痰液顺利排出,从而缓解喘息的症状。

(4) 布地奈德 这是一种糖皮质激素类药物,主要用于抗炎、抗过敏,以及改善咳嗽和缓解哮喘等症状。在此案例中,布地奈德雾化用于治疗支气管哮喘的急性发作,其抗炎作用可以减轻气道炎症,改善哮喘症状。

(5) 多索茶碱 这是一种平喘药物,主要通过抑制平滑肌细胞内的磷酸二酯酶,松弛支气管平滑肌,从而抑制哮喘。

(6) 甲基强的松龙 这是一种糖皮质激素类药物,具有抗炎、抗过敏和免疫抑制的作用。在此案例中,甲基强的松龙被用于治疗患者的炎症和免疫反应,有助于减轻炎症表现,改善病情。

(7) 氨溴索 主要作用是降低痰液黏度,使痰液易于咳出,从而起到祛痰的作用。

第 7 节　消化系统药物

案例

患者,男,40岁。主诉:反复发作的上腹部疼痛、恶心、呕吐,疼痛多发生在饥饿时,有时夜间加重。

现病史:患者近一年来反复出现上腹部疼痛,伴有恶心、呕吐症状。疼痛多发生在餐后,有时夜间加重,影响睡眠。患者自行服用止痛药,但效果不佳。

辅助检查:胃镜检查示十二指肠球部溃疡。幽门螺杆菌检测阳性。

▶ 问题

1. 根据患者的病史和辅助检查结果,诊断是什么疾病?

2. 针对消化性溃疡的治疗，应选用哪些药物？这些药物的作用机制是什么？

【讨论分析】

1. 诊断分析　结合患者的病史和辅助检查结果，诊断为十二指肠溃疡合并幽门螺杆菌感染。
2. 治疗药物及作用机制如下。
(1) 抑酸药物　如质子泵抑制剂（PPIs）或 H2 受体拮抗剂，通过抑制胃酸分泌，减轻胃酸对溃疡面的刺激，促进溃疡愈合。
(2) 胃黏膜保护剂　如硫糖铝、铋剂等，可在溃疡面上形成保护层，防止胃酸、胃蛋白酶等消化因子对溃疡面的进一步损害。
(3) 抗菌药物　用于根除幽门螺杆菌感染，常采用三联或四联疗法，包括一种质子泵抑制剂、两种抗生素（如克拉霉素、阿莫西林等）及一种铋剂。

第8节　抗生素

案例1

赵某酒量过人。他患了感冒，服了几天感冒药和头孢拉定，晚饭前又吃了两粒头孢拉定，然后端起酒杯畅饮，下肚不到二两白酒，他立即感到心跳加速，呼吸困难，家人连忙将其送往医院抢救。诊断为：头孢菌素类与乙醇同用导致的乙醇中毒。

头孢拉定为头孢菌素类抗生素药，这类药物口服或静脉应用中一些成分会抑制乙醇在人体内的代谢，造成乙醇在体内蓄积，损伤心脏、肝脏和肾脏等器官，引起机体的毒性反应，即使少量的乙醇和这类药物混合也可能引起中毒。

▶ 问题

使用头孢菌素有什么不良反应？临床应用时应注意什么问题？

【讨论分析】

头孢菌素主要不良反应有：过敏反应、肾毒性（主要是第一代）、二重感染和双硫仑反应。用药期间要注意询问患者是否有无过敏史，告知不能饮酒。

双硫仑反应，也被称为戒酒硫样反应，是一种中毒反应。它发生在患者使用含有双硫仑结构的药物（如头孢曲松钠、头孢唑林钠、甲硝唑等）前后，摄入含有酒精的食物或饮品时。双硫仑会抑制乙醇（酒精）的正常代谢，导致乙醇在体内蓄积，从而引发中毒反应。

案例 2

患者，男，17岁。一个月前患呼吸道疾病，经链霉素、青霉素注射治疗一周后，呼吸道疾病得以痊愈，但自觉听力明显减退，虽经服药治疗，听力却持续变弱。同时感头痛、耳胀不适，常闻沉闷雷声，口苦，小便不畅，夜寐多梦，来院耳鼻喉科就诊。听力检查：双耳分听试验均为 0.5/100cm，口语听力 4m，平均听阈左 25dB、右 30dB。初步诊断：药源性听力减退。

▶ 问题

1. 氨基糖苷类抗生素有什么共同特点？
2. 氨基糖苷类有什么主要的不良反应？其耳毒性该如何防治？

【讨论分析】

1. 氨基糖苷类抗生素主要抗菌谱为革兰氏阴性杆菌；其抗菌特点主要包括以下几点：

（1）抗菌谱：氨基糖苷类抗生素对多种细菌具有强大的抗菌活性，特别是对革兰氏阴性杆菌，如肠杆菌科细菌、铜绿假单胞菌等，具有非常强的抗菌作用。

（2）杀菌作用：这类抗生素不仅可以抑制细菌生长，因此具有很强的杀菌效果。

（3）口服难吸收：这类抗生素在胃肠道中不易被吸收，因此主要用于注射给药，如肌内注射或静脉注射。

2. 不良反应主要有：过敏反应、耳毒性、肾毒性和神经肌肉接头阻滞。耳毒性预防：避免和呋塞米等具有耳毒性的药物合用，剂量不要过高，时间不要过长，严密监测。

案例 3

患者，男，52岁。因发热、咳嗽、咳脓痰 6 天入院。现病史：体温 39.2℃，伴寒战，曾在门诊静脉滴注头孢呋辛酯、阿奇霉素及左氧氟沙星 5 天，症状仍无缓解。体格检查：体温 38.5℃，双肺呼吸音粗，双下肺可闻及散在湿啰音，以左肺更为明显；心率 78 次/分，心律齐，未闻及杂音。血常规：白细胞计数 11.92×10^9/L，中性粒细胞百分率 85%。

治疗：入院后使用头孢哌酮、他唑巴坦、阿奇霉素治疗 3 天，患者症状无明显改善，改用莫西沙星 400mg，1 次/日，两天后体温降至 37.8℃，第 4 天体温恢复正常，临床症状有明显好转，9 天后复查 X 线胸部平片提示炎症吸收，后痊愈出院。

▶ 问题

1. 新型喹诺酮类药物有什么作用特点？它们的作用机制是什么？
2. 该患者为什么使用头孢哌酮、他唑巴坦、阿奇霉素等治疗无效？

【讨论分析】

1. 一般把第四代以后的喹诺酮类药物认为是新型喹诺酮类药物，如加替沙星、莫西沙星等，抗厌氧菌和抗革兰氏阳性菌作用进一步增强。喹诺酮类药物的作用机制主要是作用于 DNA 拓扑异构酶和细菌 DNA 螺旋酶。

2. 该患者使用头孢哌酮、他唑巴坦是可以的，但是联合阿奇霉素并非最佳选择，大环内酯类药物是抑菌药，头孢类药物是繁殖期杀菌药。治疗无效的原因可能与感染的细菌耐药相关。

案例 4

李某，男，51 岁。因"心力衰竭、肾功能不全、尿少"入院，合并泌尿系统感染。医生开处方如下：

RP：① 硫酸庆大霉素注射液，8 万 U×6，8 万 U/次，2 次/日，肌内注射；
② 5%葡萄糖氯化钠注射液，500mL×3；
③ 呋塞米注射液，20mg×3，1 次/日，静脉滴注。

▶ 问题

请分析该处方是否合理。

【讨论分析】

此处方不合理。原因：①呋塞米具有耳毒性，庆大霉素也有耳毒性，两药禁止配伍，否则会引起严重的听力障碍；②庆大霉素可损害肾脏功能，老年人慎用，肾功能不良者禁用。

案例 5

某女，44 岁。患者 13 年前因心跳、气促、浮肿，诊断为风湿性心脏病，二尖瓣狭窄。此后多次复发，均用药物控制，也曾多次使用青霉素，未出现过敏反应，来诊时做青霉素皮试阴性，但肌注 120 万 U 后出现头晕、面色苍白，旋即晕倒、昏迷，脉搏消失，心跳停止，瞳孔散大，直径 7mm。

诊断：青霉素过敏性休克。

治疗：立即作胸外心脏按压及人工呼吸，同时皮下注射肾上腺素 1mg，5 分钟后，患者仍无心跳、呼吸、血压。又静脉注射 5%碳酸氢钠 50mL，地塞米松 5mg，并冰敷头部，10 分钟后出现心跳，70 次/分，呼吸 20 次/分，血压回升，患者基本脱离危险，又静脉滴注庆大霉素 24 万 U，患者心率 104 次/分，呼吸 30 次/分，血压 120/80mmHg。住院 10 天出院。

> 问题

1. 怎样预防青霉素过敏性休克的发生？
2. 一旦发生青霉素过敏性休克，应如何抢救？

【讨论分析】

1. 预防青霉素过敏性休克的发生，主要可以从以下几个方面进行。

（1）严格进行皮试，在使用青霉素前，必须进行皮试，观察时间不能少于30分钟。避免空腹用药。

（2）对于既往有青霉素过敏史或过敏体质的人群，应尽量避免接触青霉素，包括通过呼吸道、皮肤黏膜等途径。

（3）药物要现配现用，换批号、间隔3天用药都要重新做皮试。

（4）在使用青霉素治疗期间，应密切观察患者是否出现恶心、呕吐、皮疹等过敏症状，以及呼吸困难、喉头水肿等过敏性休克的症状。

2. 一旦发生青霉素过敏性休克，应立即进行抢救，主要步骤包括以下几方面。

（1）停用药物　立即停止使用青霉素，包括静脉、口服和肌内注射等方式。

（2）维持气道开放和给氧　如果患者出现喉头水肿或窒息症状，应立即打开气道，如使用气管插管或气管切开术，并进行给氧治疗。

（3）药物抢救　使用肾上腺素作为首选药物，可以进行皮下或肌内注射，必要时可反复给药。此外，还可以使用糖皮质激素、抗组胺药等药物进行抢救。

（4）补液　过敏性休克可能导致有效循环血量不足，因此需要进行大量补液，以维持循环稳定。

（5）密切观察病情　对患者的生命体征、神志和尿量等进行持续观察，以及时评估治疗效果和病情发展。

第六章 生物化学

第1节 蛋白质的功能和代谢

> **案例**
>
> 患者，男性，44岁。进行性痴呆，间歇性肌阵挛。
> 体格检查：反应迟钝，理解力差，计算能力下降，言语少，腱反射亢进，水平眼震，闭目难立。入院观察：脑萎缩，用药后痉挛减轻，但痴呆症状无好转，且语言障碍加剧，一个月后出现昏迷，半个月后死亡。尸检：观察脑组织切片发现空泡、淀粉样斑块，神经细胞丢失，胶质细胞增生，免疫组化染色检查发现朊病毒蛋白 PrPsc 阳性。分析结果：克-雅病。

克-雅病的原因是什么？

【讨论分析】

克-雅病是一类由蛋白质构象变化引起的疾病，造成该病的病毒为朊病毒，它是一类只有蛋白质却无核酸的病原体。正常的朊病毒蛋白 PrPc 富含 α-螺旋，溶解度高，非致病性，在未知因素的作用下变成 β-折叠的 PrPsc，溶解度低，致病性，热稳定性增高，对蛋白酶不敏感，形成淀粉样沉淀。

第 2 节　脂类的代谢

案例 1

患者，女，55 岁。因多尿、多饮、烦躁、消瘦 13 年，咳嗽 3 天，伴意识模糊 1 天为主诉入院。患者既往有糖尿病史 13 年，糖尿控制情况不详。3 天前患感冒出现咳嗽，未及时进行治疗。一天前患者出现呼吸急促、意识不清，呼出的气体伴有烂苹果味。

通过体格、生化检查，诊断为糖尿病酮症酸中毒。

▶ 问题

1. 用你目前所学的生物化学知识，分析确诊主要依据有什么？
2. 酮症酸中毒的生化发生机制是怎么样的？

【讨论分析】

1. 主要依据　血糖、血酮体（β-羟丁酸、乙酰乙酸和丙酮）值远大于参考值及丙酮所具有的烂苹果味。患者动脉血气分析及碱剩余值等结果，呈现出代谢性酸中毒的特征。

2. 患者有长期糖尿病史，胰岛素严重缺乏且同时伴有感染，糖的利用障碍，机体脂肪动员加强，酮体生成增多，当其超过机体的利用和排出的能力时，血中酮体就在体内开始积聚。同时，酮体的利用需转变成乙酰 CoA 后与糖代谢的产物结合形成柠檬酸，然后进入三羧酸循环彻底氧化。糖尿病时糖代谢障碍，没有充足的糖代谢产物，导致酮体的利用受到障碍。当患者酮体来源过多和分解利用受到阻碍时，酮体在体内堆积，就会产生酮血症，进一步诱发酮症酸中毒。

案例 2

女性，52 岁。昏迷半小时送入急诊，半小时前晨起时，其子发现患者无法叫醒，未见呕吐，房间密闭，有一炭火炉，患者一人单住，昨夜一切尚正常，仅常规服用降压药物，未见其他药物使用，未见异常药瓶出现。既往有高血压病史 5 年，无肝、肾和糖尿病史，无药物过敏史。通过查体初步诊断：CO 中毒。

▶ 问题

1. 对该患者的初步诊断依据有什么？致病机制是怎样的？
2. 如果确诊为 CO 中毒，首先应采取什么治疗原则？

【讨论分析】

1. 诊断依据

（1）患者突然昏迷；查体见口唇呈樱桃红色；无肝、肾和糖尿病史及服用安眠药等情况，房间内有一煤火炉，有 CO 中毒来源，无其他中毒证据。

（2）高血压病Ⅰ期（1级，中危组），血压高于正常，而未发现导致血压增高的其他原因，未见脏器受损的客观证据。

CO 及其中毒机制：CO 为无色、无味、无臭的气体，凡是碳或含碳物质在氧不充分时燃烧，均可产生 CO。使用煤炉、柴炉、煤气热水器时，如使用不当或通风不畅，可提升 CO 中毒的危险。人体吸入 CO 后，一部分 CO 与血红蛋白结合，引起血红蛋白氧运输量明显降低；另一部分直接与细胞线粒体内的细胞色素 a_3 结合，抑制组织细胞内呼吸。故 CO 中毒时临床表现与血中 HbCO 水平可能不一致。血浆 HbCO 水平为 CO 中毒提供了一个明确的诊断依据，HbCO 只有在中毒后立即测定才具有可靠的临床意义。

2. 治疗措施

①吸氧，有条件进行高压氧治疗；②改善脑组织代谢、防治脑水肿；③对症治疗，保证气道通畅，防止误吸，从而达到预防感染的效果；④防止并发症和预防迟发性神经病变。

第3节　氨基酸的代谢

案例

患者，男，45岁。反复发作性昏迷2个月，每次发病前均有进食高蛋白食物史。今发病三小时入院进行治疗，此次发病前因吃了很多烤鸭。肝功能显示，血氨155μmol/L，丙氨酸转氨酶160U/L。

问题

该病的发病原因与机制分别是什么？

【讨论分析】

肝功能检查提示该患者肝功能不全，当进食高蛋白食物后，蛋白质分解加强，氨生成增多，肝解氨毒的能力下降，过多的氨进入脑组织与α-酮戊二酸结合，大脑中α-酮戊二酸减少而导致三羧酸循环减慢，致使 ATP 生成减少，导致大脑供能不足，引起大脑功能障碍，发生昏迷。

第4节 核酸的代谢

 案例

患者，男，52岁。几个月前发现足趾关节偶尔疼痛，尤其是每当饮酒或吃海鲜后，疼痛发作性加重。查体：左足大跖趾关节红肿疼痛，拒按，走路艰难。

经医院化验血尿酸 0.77mmol/L，诊断为痛风。

▶ **问题**

1. 该案例中，病人被诊断为痛风的依据是什么？为什么？
2. 如果你是医生，该采取什么治疗措施？

【讨论分析】

1. 血尿酸增高 452U。正常人血浆中尿酸含量为 0.12～0.36mmol/L，男性略高于女性。当血中尿酸含量超过 0.48mmol/L 时，尿酸盐结晶沉积于软组织、软骨、关节和肾等处，最终致使尿路结石、肾疾病及关节炎等痛风症。

2. 应用别嘌呤醇和促进尿酸排泄的药物。此外，每天饮水 2000mL 以上从而增加尿酸的排泄量；控制饮食总热量，限制饮酒和食用高嘌呤食物如心、肝、肾等的大量摄入；慎用抑制尿酸排泄的药物如噻嗪类利尿药等；避免诱发因素并且积极治疗相关疾病等。

第5节 维生素的代谢

 案例

患儿男性，8个月。因睡眠欠佳伴易惊2个月余入院。患儿近2个月来哭闹、易激惹、睡眠不安、有多汗、惊跳，食欲正常，大小便正常。无特殊用药史及黄疸史。患儿系第1胎第1产，足月顺产，出生时体重3.1kg，出生后牛奶与母乳混合喂养，5个月后添加蛋黄、米糊等辅食，现每天喂少量的果汁和蔬菜汁。5个月来间断喂服维生素D，户外活动比较少。母孕期无疾病史，无下肢抽搐史。

体格检查：体温36.8℃，脉搏116次/分，呼吸28次/分，身长71cm，体重8.6kg，头围44cm。神志清，生长发育正常，体态匀称，皮肤不粗糙；方颅，无特殊面容，前囟

2.5cm×2.5cm，枕秃明显，未出牙；胸廓无畸形，无赫氏沟，心肺检查无特殊情况；腹部膨隆柔软，肝脏肋下 1.5cm，质软，脾脏肋下未及；无脚镯征、手镯征。

血常规：WBC 10.1×10^9/L，NE 30%，LY 65%，Hb 126g/L；血生化：肝肾功能无异常；血清钙 1.98mmol/L，磷酸酶 1.0mmol/L，碱性磷酸酶 98IU/L，血清钾 3.8mmol/L，血清钠 141mmol/L，血清氯 100mmol/L。X 线检查：左手腕骨骨化中心 1 枚，尺桡骨远端呈杯口样及毛刷样改变，干骺端骨皮质疏松，临时钙化带消失，软骨间隙增宽。

1. 诊断

维生素 D 缺乏性佝偻病。

2. 诊断依据

（1）病史特点依据

①患儿，男，8 个月，有夜惊病史。②未及时添加辅食及正规服用维生素 D。③缺乏日照。

（2）体格检查依据

①无特殊面容，无皮肤干燥，生长发育正常，可排除甲状腺功能减退症；囟门大需考虑脑积水、甲状腺功能减退症、佝偻病等疾病，应注意病儿的智力发育情况。②阳性体征：枕秃，前囟大，方颅，出牙延迟，提示可能患有佝偻病。

（3）辅助检查依据 血生化正常，钙、磷、碱性磷酸酶正常，X 线显示有佝偻病，骨龄落后符合佝偻病。综上所述，结合患儿发病年龄、临床表现和辅助检查结果，诊断可明确。

3. 处理方案及理由

（1）采取综合措施，加强保健预防。6～8 月以内的婴儿，夜间哭闹、睡眠质量差、易惊者，要考虑佝偻病。病史中应重点询问母孕期有无缺钙症状，患儿有否早产，询问出生体重，喂养史，是否按时添加辅食及维生素 D 制剂，平时日光照射是否充足，是否有腹泻等诱因影响维生素 D 及钙的吸收，有无肝胆疾病和服药等病史，导致影响维生素 D 的代谢。

（2）早期诊断以及药物预防，合理使用维生素 D 控制佝偻病的活动。

（3）防止骨骼畸形的发生。

问题

1. 如何预防维生素 D 缺乏性佝偻病？
2. 如何正确使用维生素 D 治疗维生素 D 缺乏性佝偻病？

【讨论分析】

1. 增加户外活动有利于婴幼儿体内合成维生素 D，促进钙的吸收，与此同时由于紫外线会带来伤害，而婴幼儿的皮肤比较娇嫩，注意不要在烈日下暴晒；母乳中维生素 D 丰富，是婴幼儿的天然食粮，故鼓励采取母乳喂养；优先母乳喂养或选择富含维生素 D 的配方奶，如果奶粉摄入量不足，可考虑补充维生素 D；早产、双胞胎、多胎婴儿，在出生早期就应该补充维生素 D；孕妇需要保证维生素 D 的补充。

2. 维生素 D 缺乏性佝偻病的治疗目的是控制活动期，防止骨骼的畸形。治疗原则以口服维生素 D 为主，一般剂量为每日 2000U～4000U。一个月之后，改为预防量 400U/日。若不能坚持口服或患有腹泻病者，可肌内注射维生素 D，大剂量突击疗法，1 个月后改预防量口服。严重的佝偻病，无法口服者或有并发症的患者，可以大剂量肌内注射维生素 D 20 万 U～30 万 U 一次，三个月后改成预防量。治疗过后一个月后应复查，根据临床表现、血生化以及骨骼的恢复情况，进而调整剂量。肌内注射前先口服钙剂 4～5 天，以免导致医源性低钙惊厥。

【拓展阅读】

维生素 D 缺乏性佝偻病是影响儿童，特别是 1 岁以下婴幼儿健康的主要问题之一，农村尤为严重。在我国，婴幼儿尤其是 6 个月～2 岁的小婴儿是高危人群，北方患病率高于南方。预防维生素 D 缺乏病应从围生期开始，孕妇应有户外活动，多晒太阳，供应丰富的维生素 D、磷、钙和蛋白质等营养物质。妊娠后期 7～9 个月可服维生素 D 25μg（1000U）/日或给维生素 D 2500～5000μg（10 万 U～20 万 U）一次口服，每天应通过膳食补充 1000mg 元素钙，不足可用钙剂补充。新生儿期应提倡母乳喂养，尽早开始户外活动，接触日光，应该开窗晒太阳，因为紫外线不能穿透玻璃。目前认为新生儿即有维生素 D 缺乏或亚临床维生素 D 缺乏的危险。我国的维生素 D 膳食推荐量为 10μg/日（400U/日）。婴幼儿需采取综合性预防措施，如提倡母乳喂养，并及时添加辅食，每天至少 1～2 小时户外活动，补充维生素 D，增加维生素 D 强化奶制品的摄入等。对于早产儿、双胎、体弱儿、生长发育特别迅速的小儿可用维生素 D_3 7500μg（30 万 U）一次肌内注射，也可口服胆维丁乳剂 15mg/支，内含维生素 D_3 30 万 U。青少年、成年人、老年人和绝经期妇女亦应摄入维生素 D 和钙剂，以预防骨质疏松症和骨软化病的发生。

第 6 节　肝脏的生物化学

案例

患者，男性，76 岁。曾有慢性肝病史。因感冒咳嗽后服药六天，突然出现全身性黄疸和下肢浮肿。入院检查：血清丙氨酸转氨酶 270U/L。CT 可见肝细胞弥漫性损伤。经一个半月保肝和支持疗法，以上所述症状完全消失，血清丙氨酸转氨酶和 CT 检查都恢复正常。

▶ 问题

1. 用所学知识解释该患者发生黄疸的原因是什么？

2. 谈谈你对该患者之后用药的建议？

【讨论分析】

1. 该患者因肝功能受损，导致肝摄取、结合、转化及排泄胆红素能力的下降，从而致使血清胆红素增高而引起黄疸。

2. 要合理用药，避免产生耐药性；因该病人年龄较大且患有肝病，对药物的摄取、转化的能力减弱，易蓄积中毒，故用药时要特别慎重；对磺胺类药物等有机阴离子药物需谨慎使用。

第七章　医学免疫学

第1节　免疫细胞

案例

患者，女，多年前遭遇车祸，导致严重失血。在紧急救治过程中，因失血过多，救治过程中采用输血治疗。某日，患者突发高热症状，持续不退，并在当地医院进行了多项治疗，但病情未见好转。经过多次检查，医生未能明确诊断。考虑到患者既往有输血史，为排除其他潜在感染因素，医生建议对患者进行艾滋病（HIV）筛查。一周后，检查结果显示HIV抗体阳性。HIV感染导致患者免疫力显著下降，患者已经发展为艾滋病期。随后患者被诊断出患有鼻咽癌。目前，患者需接受针对HIV感染及鼻咽癌的综合性治疗。

问题

1. 艾滋病传播有哪几种途径？
2. HIV抗体是哪一类细胞产生的？
3. HIV主要侵袭哪些细胞？
4. HIV感染为什么会导致全身免疫缺陷？
5. 全身免疫缺陷有哪几项主要并发症？为什么？

【分析讨论】

1. 艾滋病传播主要有三种途径，分别是血液传播、性传播和母婴传播。
2. HIV抗体主要是由B淋巴细胞产生的。
3. HIV主要侵袭人体的免疫系统，主要是$CD4^+$ T淋巴细胞
4. HIV感染导致全身免疫缺陷的原因主要是HIV病毒主要攻击并损害人体的$CD4^+$ T

淋巴细胞，使这些细胞的数量不断减少。

5. HIV导致的全身免疫缺陷的并发症可能涉及多个方面，包括但不限于机会性感染、肿瘤等。这些并发症的发生与免疫系统的功能下降密切相关，导致身体无法有效抵抗各种病原体和异常细胞的侵袭。

第2节 抗原

 案例

> 男性，21岁。咽部不适3周，尿少、浮肿，无发热，自服氟哌酸没有效果。近1周感双眼睑浮肿，双腿发胀，晨起时明显，同时尿量减少，200～500mL/日，尿色较红。于外院查尿蛋白（＋＋），红细胞、白细胞不详，血压增高，口服"保肾康""阿莫仙"症状无好转就诊。发病以来精神可，食欲可，轻度腰酸、乏力，无尿频、尿急、尿痛、关节痛、皮疹、脱发及口腔溃疡，体重几周来增加6kg。既往体健，青霉素过敏，个人、家族史无特殊。查体：体温36.5℃，脉搏80次/分，呼吸18次/分，血压160/96mmHg。眼睑水肿，巩膜无黄染，无皮疹，浅表淋巴结未触及，咽红，扁桃体不大，心肺无异常，腹软，肝、脾不大，移动性浊音（－），双肾区无叩击痛，双下肢凹陷性水肿。实验室检查：血红蛋白140g/L，WBC：$7.7×10^9$/L，PLT：$210×10^9$/L；尿蛋白（＋＋），24小时尿蛋白定量3g，尿白细胞0－1个/HP，红细胞20－30个/HP，偶见颗粒管型；肝功能正常；白蛋白35.5g/L，尿素氮8.5mmol/L，血肌酐140μmol/L。血IgG、IgM、IgA正常，C3 0.5g/L，抗链球菌溶血素O 800IU/L，乙肝"两对半"（－）。临床诊断：急性肾小球肾炎（链球菌感染后）。

▶ **问题**

1. 链球菌反复感染后为什么会引发急性肾小球肾炎？
2. 异嗜性抗原在医学上的意义有哪些？

【讨论分析】

1. 链球菌存在异嗜性抗原，链球菌感染后，机体会产生抗体，由于链球菌上面的异嗜性抗原与人肾小球基底膜上存在共同抗原，故可以引发急性肾小球肾炎。

2. 异嗜性抗原是一类与种属特异性无关的，存在于人、植物、动物、微生物组织间的共同抗原。

（1）是很多疾病的发病基础，如溶血性链球菌的细胞膜与肾小球基底膜及心肌组织有共同抗原存在，故在链球菌感染后，有可能出现心肌炎或肾小球肾炎；大肠埃希菌脂多糖与人结肠黏膜有共同抗原存在，有可能引发溃疡性结肠炎的发生。（2）有些异嗜性抗原的存在可以协助疾病的诊断,例如某些立克次体与变形杆菌之间有异嗜性抗原,临床上可用变形杆菌 OX19 和 OX2 株代替立克次体作为抗原,参与进行斑疹伤寒的辅助诊断。

第3节 抗体

案例

患儿,男,10岁。因左膝关节肿痛长达一年入院。患儿未足月顺产出生,3岁以前很少患病,近一年反复发生扁桃体炎、中耳炎、肺炎等疾病,近日左膝关节肿痛加重,活动明显不便入院。体格检查:营养中等,发育正常,在患儿的口腔中看不到扁桃体的构造。患儿免疫功能相关实验室检查结果如下:(1)血丙种免疫球蛋白值极低 IgG 137mg/dL,IgA 8 mg/dL,IgM 21mg/dL,IgE 18IU/mL。(2)总补体溶血活性(CH50)正常。(3)外周血 B 细胞数目极少,T 细胞数目正常。(4)吞噬细胞功能正常。追溯患儿的家族史,发现有多位母系的男性亲属在婴幼儿时期即因感染性疾病而早夭。提示患儿有患先天性免疫不全症的可能,极有可能为 Bruton 氏病(性联无丙种免疫球蛋白血症)。于是开始每四周定期给予静脉注射免疫球蛋白(400mg/kg)的治疗,并将其血中 IgG 值维持在 500mg/kg 以上。经上述治疗之后,患儿的关节炎得到改善。

问题

本病为什么会常患各种感染性疾病?并试说明抗体对维持机体生存的意义?

【讨论分析】

性联无丙种免疫球蛋白血症发病原因是在性染色体长臂2区2带(Xq22)上的 *Btk*(Bruton 酪氨酸激酶)基因上存在着缺失,使前 B 细胞不能发育为 B 细胞,血清各类免疫球蛋白降低或缺少,B 细胞减少或缺如,细胞免疫正常。由于缺乏 Ig 患者表现为化脓性细菌感染。免疫球蛋白分为五种类型 IgG、IgA、IgE、IgM、IgD。IgG 是机体抗感染的主要的抗体,可以激活补体,发挥溶菌、溶细胞作用,在抗感染过程中发挥主力作用,其通过 Fc 段可与巨噬细胞、NK 细胞等表面的 FcR 结合,发挥调理作用及抗体依赖的细胞介导的细胞毒性作用(ADCC)。IgG 在新生儿抗感染中起着重要的作用,是唯一通过胎盘的免疫球蛋白。IgA 广泛分布于呼吸道、消化道、泌尿生殖道黏膜表面以及外分泌液中,它能阻止病原微生物对黏膜上皮细胞的黏附。IgM 是血管内抗感染的主要抗体,在防止败血症、菌血症中发挥重要的作用。

第4节 补体

案例

患儿，女，2岁。因反复感染而就诊。患儿自出生后4个月出现感冒，治疗后痊愈，但此后反复发生细菌性和病毒性呼吸道感染、中耳炎、腹泻甚至脓毒血症，每月至少就医1次（最多6次）。查体：发育不良，消瘦，心、肺及其他主要器官未见明显异常。免疫学检查发现，血浆不能调理热灭活酵母菌，血浆MBL浓度明显低下（<10ng/mL，正常值1~5μg/mL），血浆IgA浓度偏低（0.37mg/mL，正常值0.2~1.44 mg/mL），MBL基因型为B/B纯合子，余均正常。诊断为MBL遗传缺陷。经静脉注射人天然MBL（从正常人血浆提取）连续3天，2mg/日，间隔10天后同剂量MBL连续注射3天，患者血浆调理活性恢复，治疗后3年内未患任何感染性疾病。

▶ **问题**

MBL激活补体的机制及生物学意义是什么？

【讨论分析】

MBL途径是由MBL与细菌甘露糖残基和丝氨酸蛋白酶结合启动的补体激活途径，其激活过程与经典途径类似。该途径的激活物质广泛，主要为病原微生物表面的甘露糖或N氨基半乳糖，有FCN与MBL识别；不需抗体即可激活，在初次感染或感染早期即可发挥作用。

第5节 MHC

案例

37岁的张先生，有个12岁的儿子小庆。一个周末，小庆将好朋友小文邀请回家一起做作业。张先生一见到小文，就暗暗吃惊：这小孩子怎么长得这么像我啊，脸圆中带方，耳朵小，鼻子大，甚至写字握笔的姿势和身上那种斯文的气质，也和自己很接近。而再看看自己的儿子小庆，反而越来越觉得哪里都和自己不像。

小文家住在隔壁的村庄里，父亲姓李，和自己儿子都是同一天中午在镇上的医院里出生的!知道了这些,最终有一天,两对夫妻一起带着两个孩子来到了省人民医院亲子鉴定中心。两个鉴定小组,分两次对两个孩子的真正归属作了鉴定,最后的结果均一致肯定了张先生的猜测,即小文为张家夫妇所亲生,小庆则是李家夫妇的真正骨肉!

▶ 问题

1. HLA 基因在哪里?有何遗传特点?为什么能作为亲子鉴定的依据?
2. HLA 抗原可分为哪几类?各有什么特点和什么作用?

【讨论分析】

1. HLA 复合体即为人类的主要组织相容性复合体,位于第 6 对染色体的短臂上。是人体最复杂的基因系统,呈高度的多态性。人体细胞为二倍体型,两个单倍型分别来自父亲和母亲,共同组成个体的基因型。由于一条染色体上 HLA 各位点的距离非常接近,极少发生同源染色体之间的交换,因此新代的 HLA 以单倍型为单位将遗传信息传给子代。因此可以作为亲子鉴定的依据。

2. HLA 是一群存在于细胞表面的糖蛋白分子,曾被认为是引起器官移植排斥反应的主要抗原。根据不同的基因位点分为三大类型:Ⅰ类、Ⅱ类及Ⅲ类抗原。

第 6 节 超敏反应

案例 1

患儿,男性,8 岁。主诉:双下肢紫癜 3 天,加重伴浮肿 1 天。3 天前家长给患儿洗脚时,发现患儿双下肢皮肤有散在紫癜,无瘙痒及疼痛。今日紫癜明显增多,伴晨起眼睑浮肿,起床行走时感到膝关节疼痛,患儿近 2 周无乏力、倦怠、低热等症状。1 周前有短暂腹痛病史,未到当地医院就诊,家长也未给患儿服用任何药物。发病前 2 日患儿曾进食河虾和螃蟹。既往患儿无类似疾病发作史,否认家族史。

体格检查:体温 36.9℃,脉搏 85 次/分,呼吸 27 次/分,血压 98/60mmHg。神志清,营养发育良好,无贫血貌;臀部以下双下肢皮肤有紫癜、大小不等、呈紫红色,部分高起皮面,呈对称性分布,压之不退色;浅表淋巴结未触及肿大;双侧眼睑轻度浮肿,巩膜无黄染,双侧瞳孔等大等圆,对光反射灵敏,无鼻翼扇动,口唇无发绀,咽无充血;颈软,心肺听诊无异常;腹平软,无压痛,肝脾肋下未及,腹水征(−);四肢活动正常,关节无肿胀;生殖器无畸形,阴囊无水肿,克氏征及布氏征(−),病理反射未引出。

辅助检查:血常规示:血红蛋白 120g/L,白细胞计数 $9.9×10^9$/L,中性粒细胞百分率 60%,淋巴细胞百分率 35%,血小板计数 $180×10^9$/L;粪常规:隐血(−);尿常规示：蛋白（＋），红细胞 5～6 个/HP；IgA、IgG、IgM、C3、C4、CH50 正常；抗 DNA、RNA 抗体（－），抗 ENA 抗体（－）；肝肾功能、PT、APTT 正常。心电图示：窦性心律，正常心电图。胸部 X 线片：心肺无异常，双肺纹理清晰。泌尿系彩超示：双侧肾脏轻度肿大，膀胱、输尿管无异常。

问题

1. 该病例的诊断结果是什么？依据有什么？
2. 该疾病的临床特点有什么？

【讨论分析】

1. 诊断结果和依据

（1）诊断结果　过敏性紫癜

（2）诊断依据

①皮肤紫癜多见于双下肢及臀部，呈对称分布，分批出现，严重者累及上肢及躯干。紫癜大小不等、呈紫红色、高出皮面，伴有血管神经性水肿、荨麻疹。该患儿皮疹符合。②在病程中出现血尿和蛋白尿。③有反复的阵发性腹痛，位于脐周或下腹部。患儿病史支持。④血小板计数、PT、APTT 正常，可以排除血小板减少性紫癜。

2. 过敏性紫癜是以小血管炎为主要病变的系统性血管炎。临床特点为非血小板减少性紫癜，伴有腹痛、关节肿痛、血尿、便血及蛋白尿等。多见于 2～8 岁儿童，男孩多于女孩，一年四季均可发病，以春秋季节多发。

免疫系统紊乱可能导致免疫系统将自身的正常结构误认为是外来物质进行攻击，进而引发过敏性紫癜。免疫细胞如 B 细胞和 T 细胞在过敏性紫癜的发病过程中起到关键作用。

案例 2

患儿男性，8 岁。主诉：浮肿、少尿 1 周，加剧伴头痛、气促 3 天。患儿 1 周前突现尿量减少，每天排尿 2～3 次，每次约 100mL，尿液呈浓茶色，伴双侧眼睑浮肿，晨起时明显，后水肿弥漫至全身。3 天前患儿出现头痛、烦躁、气促，伴非喷射性呕吐，呕吐物为胃内容物。追问病史，半月前患儿曾出现反复发热 3～4 天，于当地医院诊断"上呼吸道感染"，给予"青霉素颗粒"及退热药口服，体温降至正常。既往体质健康，营养状态良好。

体格检查：体温 37.8℃，脉搏 138 次/分，呼吸 38 次/分，血压 145/82mmHg；口唇呈现轻度发绀；颜面及双下肢非凹陷性水肿；颈软，颈静脉怒张；心率 138 次/分，两肺可闻及中小水泡音；阴囊轻度水肿。辅助检查：尿常规示：尿比重 1.015，蛋白（＋），红细胞（＋＋＋），颗粒管型（＋），24 小时尿蛋白定量 0.51g；血常规示：Hb 96g/L，WBC $8.9×10^9$/L；心电图示：窦性心律。胸部 X 线示：双肺纹理增粗，心影丰满。泌尿系彩超示：双侧肾脏轻度肿大，肾内弥漫病变。

> 问题

1. 该病例的诊断为何？该疾病的严重表现有什么？
2. 该疾病在活动量选择的护理宣教是什么？
3. 尝试用免疫学理论解释该病的发病原因。

【讨论分析】

1. 该病例诊断结果为急性肾小球肾炎。该病的严重表现有急性肾衰竭、高血压脑病和严重循环充血。

2. 急性肾小球肾炎一般在起病两周内需卧床休息；待血压正常、水肿消退、肉眼血尿消失则可下床进行轻微活动；当血沉正常时即可上学，但3个月内应避免过多的体育活动和重体力劳动；12小时尿细胞计数正常后恢复正常活动。适当的休息可以减轻心脏负担，从而改善肾脏血流量，达到预防并发症的发生的效果。

3. 从免疫学理论的角度来看，链球菌感染后引起的急性肾小球肾炎的发病原因主要与免疫反应有关。这一过程中，免疫复合物的形成、B细胞的活化和抗体的释放以及T细胞的活化等都起到了关键的作用。

（1）链球菌的某些成分，作为主要的致病抗原刺激机体产生IgA抗体，进而形成IgG抗体。这些抗体与链球菌抗原结合，形成循环免疫复合物。这些免疫复合物会沉积在肾小球上，通过激活补体系统，引发炎症细胞浸润，导致肾小球出现免疫性损伤。

（2）抗原与B细胞表面的受体结合时，B细胞被激活并分化为浆细胞，产生特异性抗体。这些抗体与链球菌抗原结合，形成免疫复合物，进一步加重了肾小球的损伤。

（3）细胞毒性T细胞也可能参与了急性肾小球肾炎的发病过程。当免疫复合物在体内再次被激活时，引起T细胞的活化。

案例3

患者，女，26岁。因"感冒、支气管肺炎"，到医院就诊。医嘱于青霉素80万U肌内注射，2次/日，常规皮试阴性，观察30分钟，患者无不良反应离院。4小时后患者由家人以急症送回医院，患者已出现胸闷、口唇青紫、呼吸困难、大汗淋漓、脉搏细弱、血压下降至60/45mmHg。同时合并大小便失禁。临床诊断：青霉素过敏性休克。立即给予患者平卧、氧气吸入，皮下注射肾上腺素1mg，按医嘱静脉注射高渗糖及阿托品0.5mg。随后出现抽搐、呼吸不规则、脉搏触摸不到，患者呈昏迷状，心电图示室颤波，立即电击除颤，建立静脉通道，遵医嘱静脉注射地西泮10mg、地塞米松20mg、利多卡因200mg等，行心肺复苏，气管插管接呼吸机，心电监护，抗休克，导尿并留置尿管。继之出现肺水肿症状，双肺底大量湿啰音，皮下注射吗啡10mg，静脉注射毛花苷C（西地兰）0.4mg、地塞米松20mg、氨茶碱0.125g等，呼吸机接酒精湿化瓶，抢救2小时后患者呼吸心跳恢复，心电图示窦性心动过速，心率140次/分，血压100/83mmHg，12小时后意识转清醒。

问题

1. 解释青霉素皮试阴性但患者仍会出现过敏性休克的原因。
2. 试述临床上注射青霉素抗生素时的注意事项，以及出现过敏性休克应采取的急救措施。

【讨论分析】

1. 青霉素皮试阴性但患者仍出现过敏性休克的原因可能有以下几点。

（1）青霉素过敏存在迟发型反应，即使皮试阴性，也有可能在注射青霉素后出现过敏反应。

（2）不同批号或不同厂家生产的青霉素制剂可能存在致敏成分的差异，这也可能导致即使之前皮试阴性，换用另一种青霉素制剂后仍可能出现过敏反应。

（3）患者可能在皮试时处于过敏反应的潜伏期，或者某些原因（如药物浓度过低、皮试时间不够等）导致皮试结果不准确，从而未能准确预测过敏反应的发生。

2. 在临床上注射青霉素抗生素时，需要注意以下几点。

（1）详细询问患者用药史、过敏史及家族过敏史。对曾发生青霉素过敏性休克者禁用本品。

（2）用药前必须做青霉素皮肤试验，换批号和间隔3天以上必须重新做皮试。

（3）一旦出现青霉素过敏性休克，应采取以下急救措施：①立即停药，平卧，就地抢救，采用头低足高位；②选用肾上腺素、地塞米松、多巴胺、间羟胺等药物；③如果患者心脏骤停，立即行胸外心脏按压；④立即给病人补充血容量，纠正缺氧，改善呼吸；⑤密切观察血压、脉搏、呼吸、尿量和一般情况。

第八章 医学微生物学

第1节 医学细菌学

案例 1

患儿，女，11个月。入院时低热，皮肤疱疹3天。患儿发病以来神志清，精神尚可。48小时后，全身大多数皮肤松弛起皱，继以大片脱落，看起来像刚被烫伤过一样。从她皮肤中未分离出不寻常的细菌，但在其外耳道分离出葡萄球菌噬菌体Ⅱ群菌株。住院10天后，女婴痊愈，没有留下瘢痕。

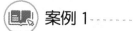

1. 该女婴最可能患何种疾病？
2. 皮肤发红和易剥落是由于病原体能产生什么致病物质？
3. 致病机制是什么？

【讨论分析】

1. 烫伤样皮肤综合征。
2. 噬菌体Ⅱ群金黄色葡萄球菌产生表皮剥落毒素。
3. 产生的毒素从局部的感染部位蔓延，并引起患者皮肤呈弥漫性红斑和水疱形成，继以表皮上层大片脱落，无瘢痕。表皮剥落毒素通过分解和破坏表皮颗粒层的细胞连接处而引起表皮剥落。

案例 2

患儿，女，11个月。主诉：发热2天，呕吐伴抽搐1次。2天前患儿开始出现发热，体温 38~40℃，反复高热不降，伴流涕、咳嗽，有烦躁不安。呕吐每日 3~4 次，呈喷射状，呕吐物为胃内容物，量较多。3 小时前患儿突发抽搐 1 次，表现为意识不清、双眼上翻、四肢强直，持续 15 分钟后缓解。抽搐后精神差，大小便正常。既往体健，否认药物过敏史，家族无发热惊厥者。

体格检查：体温 39.6℃，脉搏 160 次/分，呼吸 45 次/分，体重 8kg。精神萎靡，嗜睡。急性病容，皮肤黏膜未见瘀点瘀斑。前囟 1cm×1cm，略膨隆。两侧瞳孔等大等圆，对光反射迟钝。鼻部通气顺畅，外耳道干洁，咽部充血。颈抵抗，两肺呼吸音粗，心音有力无杂音。腹平软，无压痛，肝脾未触及肿大。四肢肌张力增高，腱反射活跃。克尼格征（±）、布鲁津斯基征（±）、巴宾斯基征（+）。

辅助检查：脑脊液检查：脑脊液压力 220mmH$_2$O，外观浑浊米汤样。白细胞计数 $16×10^6$/L，多核 85%，单核 0.15%。蛋白质 780mg/L，糖 2.16mmol/L，氯化物 100mmol/L。血常规示：白细胞计数 $16×10^9$/L，多核 75%，单核 25%。脑脊液培养：肺炎球菌生长。

问题

1. 该患儿疾病诊断考虑什么？存在哪些护理问题？
2. 写出维持患儿体温正常的护理措施？

【案例讨论分析】

1. 该患儿诊断考虑"化脓性脑膜炎"。存在以下护理问题：体温过高，潜在并发症，有受伤的风险，营养失调，焦虑。

2. 要保持病室安静，空气新鲜，病室温度 18~20℃，湿度 50%~60%。卧床休息，高热者每 4 小时测温一次，注意观察热型及伴随症状。体温超过 38.5℃时，及时给予物理降温或遵医嘱药物降温，观察并记录降温效果。鼓励患儿多饮水，热退汗出时要及时更换衣物，注意保暖，做好皮肤及口腔护理。遵医嘱予抗生素抗感染治疗。

案例 3

一个 10 岁女孩因"发烧、头痛、乏力、游走性关节炎和心肌炎"而入院。其父母陈述大约两周前，该女孩出现严重的喉痛，伴发烧和胃痛，但病情几天后自然地消退。入院前两天，她开始出现面部、颈部和四肢奇怪的运动，这些在检查中发现是无意识、无目的、不适当的运动。实验室检查显示白细胞增多，蛋白水平升高，血沉速度升高，常规血培养结果阴性，但患者血清中发现高滴度抗链球菌溶血素 O 抗体。查体：体温 38.5℃，脉搏 96 次/分。

问题

1. 该患儿最可能患何种疾病？

2. 诊断依据是什么？
3. 致病机理是什么？

【讨论分析】

1. 急性风湿热。
2. 急性风湿热的临床诊断是出现2种主要症状或1种主要症状和2个次要症状。主要症状包括：心肌炎、皮肤红斑、多个关节炎、皮下结节等；次要症状包括：关节痛、发热，曾患风湿热，蛋白水平升高，血沉加快等。
3. 急性风湿热可由A族β-溶血性链球菌引起。该菌细胞壁中有M蛋白，与心瓣膜组织的某些蛋白抗原非常相似，因此感染该菌后可激发自身免疫反应，引起心脏损伤。风湿热患者要注意卧床休息，注意保暖防寒，关节炎严重要保护关节，心肌炎要避免精神刺激。

 案例4

患者，男，27岁。因"尿痛、尿频、尿急、发热等症状，尿道有黄绿色脓性分泌物"而入院。诊断为"尿道炎"。脓性分泌物涂片镜检显示有大量多形核白细胞，其内有革兰氏染色阴性双球菌。

▶ 问题

1. 患者最可能感染的病原体是什么？其最重要的致病结构是什么？
2. 诊断依据是什么？
3. 如何治疗？

【讨论分析】

1. 淋病奈瑟球菌（简称"淋球菌"）。淋球菌外部结构为外膜，主要成分是膜蛋白、肽聚糖和菌毛。有菌毛菌可黏附于人类尿道黏膜，不易被尿液冲去，并且抗吞噬作用明显，即使被吞噬，仍能寄生在吞噬细胞内。膜蛋白可使淋球菌黏附于人体黏膜上，通过细胞吞噬作用进入细胞，在细胞内大量繁殖，导致细胞崩解，淋球菌扩散到黏膜下层引起感染。
2. 诊断依据　尿痛、尿频，尿道流出脓性分泌物为尿道炎症状。脓性分泌物细胞内存在革兰染色阴性双球菌，强有力支持是淋球菌感染。
3. 淋球菌曾一度对青霉素G敏感。目前许多淋球菌菌株产生青霉素酶，对青霉素产生耐药性，故第三代头孢菌素（如头孢曲松）被用来杀灭淋球菌。

案例5

患者，男，6岁。主诉：发热伴呕吐、腹泻2天。患儿3天前出现发热，体温骤升，高达39～40℃，且持续不退。伴呕吐，非喷射性，呕吐物为胃内容物，每日2～3次，随后出现腹泻，开始时大便呈黄色稀水样便，后为黏液样便，有脓血，每日10余次，量中等，有里急后重感；患儿有脐周阵发性疼痛，无放射痛，精神萎靡，尿量少，诉口渴。患儿发病前有不洁饮食史。胃口差、手脚乏力、疲倦、反应迟缓。既往体健，否认家族史。

体格检查：体温39.5℃，脉搏126次/分，呼吸30次/分，血压90/60mmHg，体重21kg。神志清，精神软，双眼凹陷，口唇干燥，皮肤弹性稍差，颈软，无抵抗。双肺呼吸音粗，未闻及干湿啰音。心率126次/分，心律齐，心音有力；腹软，肝脏肋下1.5cm，质软，脾脏肋下未触及，腹部未触及其他包块，脐周有轻压痛，无肌卫，肠鸣音亢进。

辅助检查：WBC 12.0×10^9/L，N 78%，L 19%，Hb 121g/L；CRP 45mg/L；粪常规：脓血便，以脓为主，WBC（+++），RBC（+）；粪便培养：大肠埃希菌生长；血 Na^+ 141mmol/L，Cl^- 101mmol/L，K^+ 4.2mmol/L，Ca^{2+} 2.11mmol/L；动脉血气分析：pH 7.30，[HCO_3^-] 18mmol/L，$PaCO_2$ 29mmol/L，BE -4.9mmol/L。尿常规正常；腹部立位X线示：无异常。

问题

1. 该病例的诊断是什么？依据有哪些？
2. 该病饮食调节护理的原则有哪些？

【案例讨论分析】

1. 诊断结果和依据
(1) 诊断　大肠埃希菌肠炎，中度脱水，代谢性酸中毒。
(2) 诊断依据
①病史分析；②体格检查分析；③辅助检查；④粪便培养见大肠埃希菌生长。
2. 大肠埃希菌肠炎的饮食调节护理原则如下。
(1) 患儿应继续正常饮食，饮食清淡、易消化，如粥、面条、软饭等，避免油炸、油腻、生冷刺激、辛辣、过甜、过酸等不容易消化的食物。必要时为了让肠道充分休息，避免进食以后加重肠道的负担，可暂禁食一段时间。
(2) 可以吃一些新鲜水果补充钾，避免食用纤维素过多的食物或凉性的水果，如芹菜、香蕉等。还应避免饮用功能性果汁，如市面所售的橙汁、苹果汁等。避免食用油腻的食物，此类食物不易被消化、吸收，会加重孩子胃肠道的负担。
(3) 忌食豆类食物及豆制品，这类食品因富含粗糙纤维及丰富的蛋白质，会引起宝宝肠道蠕动增强而致胀气，并加剧腹泻。腹泻严重的患儿须暂时禁食4~6小时，但不应禁水。

案例6

患者，男，25岁。急性腹痛3天，发热、腹泻、里急后重及排含黏液、脓血的稀便，每天脓血便10次左右，肠鸣音亢进，体温38℃，血压正常，白细胞增高，未见阿米巴原虫。

问题

1. 可初步诊断为哪种疾病？
2. 诊断依据是什么？
3. 采用哪些方法能进行快速诊断？

【讨论分析】

1. 初步诊断为急性细菌性痢疾。
2. 诊断依据：急性腹痛 2 天，每天 10 次左右脓血便，肠鸣音亢进、发热、腹泻、里急后重及排含黏液、脓血的稀便等临床表现。
3. 急性细菌性痢疾起病急，病情进展快，进行快速诊断显得特别重要。必要时进行细菌培养进行鉴定。

案例 7

患者，男，28 岁。发热 6 天入院，食欲不振、乏力、腹胀。查体：体温 40℃，舌红，苔黄，口臭明显，相对缓脉，肝脾略肿大，腹部见玫瑰疹。血常规无异常。便中查到少量脓球和白细胞，但 2 次血和粪便培养均未发现致病菌。两次取血做肥达试验，其结果如下：入院时 TH1 80，TO 1∶80　PA 1∶40 PB 1∶40；入院 12 天 TH 1∶320，TO 1∶320　PA 1∶40 PB 1∶20。

问题

1. 根据此结果可初步诊断为什么疾病？
2. 诊断依据是什么？
3. 为进一步确诊，应首先做什么检查？

【讨论分析】

1. 可初步诊断为肠热症。
2. 患者持续发热 6 天，食欲不振、乏力、腹胀。查体体温 40℃，舌红，苔黄，口臭明显，相对缓脉，肝脾略肿大，腹部见玫瑰疹。对患者进行两次取血做肥达试验，第二次结果较第一次高 4 倍，考虑伤寒可能性较大。
3. 患者的 2 次血和粪便中未检出致病菌。为进一步确诊，应及时对患者进行骨髓伤寒沙门菌的分离培养和鉴定。

案例 8

患儿，女，2 岁。因"阵发性严重咳嗽"而入院。发作时，连续咳嗽 5～20 次，呼吸困难，四肢无力，口鼻流出大量黏液性带泡分泌物。面色发红、口唇发绀、张口伸舌、流泪。患者咳嗽终止前，随着空气最后涌入肺部，发出喘鸣音。鼻和眼结膜出血，眶膜水肿，淋巴细胞增多。患者无发热，咽喉部无假膜。该女孩尚未接受常规计划免疫。

> **问题**
>
> 1. 引起患者疾病的最可能的病原体是什么？
> 2. 诊断依据是什么？
> 3. 已与患儿密切接触的未受免疫儿童和成人，应采用哪种药物进行预防性治疗？

【讨论分析】

1. 百日咳鲍特菌
2. 诊断依据　病例中描述的阵发性剧咳等是典型的百日咳临床表现。百日咳病程分为三期：卡他期、痉咳期和恢复期，其中卡他期出现类似普通感冒的症状。痉咳期，症状主要是痉挛性咳嗽，一般伴随有面色发红、口唇发绀、张口伸舌、流泪以及流涕，伴随有高调鸡鸣样吼声。恢复期，症状主要有咳嗽明显减轻，精神、食欲逐渐恢复正常，而且呼吸困难以及气促症状逐渐改善。
3. 接触百日咳杆菌的未经免疫的儿童和成人，应给予 10 天的红霉素预防性治疗。

  案例 9

> 患者，男性，30 岁。因咳嗽、咳痰，咳嗽较轻，午后低热、盗汗、乏力、食欲不振、消瘦，于 1996 年 6 月入院。查体：体温 38.2℃，左上肺叩诊浊音，左上肺呼吸音减弱，白细胞总数 $4.79\times10^9/L$，中性粒细胞百分率 61%，淋巴细胞百分率 22%，单核细胞百分率 13%，嗜酸性粒细胞百分率 4%，红细胞沉降率 92mm/h。

> **问题**
>
> 1. 患者出现上述表现的可能病因是？
> 2. 理由是什么？
> 3. 如何进一步确诊？

【讨论分析】

1. 肺结核。
2. 咳嗽、咳痰，咳嗽较轻，午后低热、盗汗、乏力这些是肺结核的典型症状；红细胞沉降率高是诊断肺结核的一个参考指标；左上肺叩诊浊音，左上肺呼吸音减弱，肺部受到感染；中性粒细胞正常，淋巴细胞正常，单核细胞升高排除其他急性炎症。
3. 咳痰直接涂片染色；咳痰、尿液、血液分离培养；动物实验；结核分枝杆菌检查，痰中找到结核分枝杆菌是确诊肺结核的主要依据。进一步的药物敏感试验，使用 PCR 检测结核分枝杆菌的 DNA，可用于结核病的早期和快速诊断。

案例 10

患儿，男，10 天。在家接生，因"阵发性哭闹、面色发青伴吸乳困难 1 天"到医院就诊。入院查体：体温 36.8℃，血压 80/42mmHg，氧饱和度 94%。易激惹，哭声紧，牙关紧闭，颈部略有抵抗感，腹肌紧张。脐带未脱，脐窝内有脓性分泌物。入院后抽搐频繁，角弓反张等。

问题

1. 该患儿应诊断为什么疾病？
2. 诊断依据是什么？
3. 如何进行防治？

【讨论分析】

1. 新生儿破伤风。
2. 家中接生，可能存在不洁断脐史；潜伏期 7 天、反复抽搐、牙关紧闭、吸乳困难、颈抵抗等典型症状体征。
3. 对伤口应彻底清创、扩创，局部使用抗生素，特异性治疗应早期、足量使用破伤风抗毒素（TAT），但要注意先做皮试。①但凡开放性伤口均须进行早期彻底清创；②提倡新法接生，正确处理脐带；③伤后应及早应用破伤风免疫球蛋白，注射前均应做皮内过敏试验，阳性者脱敏后才可应用；④破伤风最有效的预防方法为主动免疫。

案例 11

患者，男，50 岁。因"右上肢外伤后发热、右上肢肿胀、疼痛，继之皮肤变黑"而入院。查体：整个右上肢高度肿胀，皮肤苍白、水肿、皮肤紧张，按压皮肤有捻发音，局部伤口有恶臭味。采集坏死组织进行细菌学检查，见革兰氏阳性粗大杆菌，有荚膜。在厌氧血琼脂培养基上菌落有双层溶血环。在牛乳培养基上出现汹涌发酵现象。

问题

1. 应诊断为什么微生物引起的什么疾病？依据是什么？
2. 该致病菌的主要生物学特性是什么？

【讨论分析】

1. 该致病菌系产气荚膜梭菌，可诊断气性坏疽。依据是，患者有外伤史，右上肢肿胀、疼痛，按压皮肤有捻发音，有组织坏死恶臭味，并伴有高烧等严重的全身中毒症状，在牛乳培养基上出现汹涌发酵现象。
2. 产气荚膜梭菌为革兰氏阳性粗短大杆菌，芽孢椭圆形，位于菌体中央或次极端。该菌属厌氧性细菌，但对厌氧程度的要求并不严格。该菌糖发酵能力强，产酸产气。其特征之一是在牛乳培养基中呈"汹涌发酵"现象。会散发臭味。常因深部创伤而感染，常导致气性坏疽。

案例 12

患者，男，50岁。喜食发酵豆制品（臭豆腐、豆瓣酱等），近日觉无力、头疼、声音嘶哑、恶心、呕吐、腹痛、腹泻，出现复视等症状，无消化道症状。查体：斜视、眼睑下垂，呼吸无力等。

▶ 问题

1. 患者是哪种病原体感染？
2. 可能是什么病？
3. 理由是什么？该病例首先应与哪类疾病进行鉴别？

【讨论分析】

1. 肉毒梭菌。
2. 食物中毒。
3. 患者喜食发酵豆制品，近日觉无力、头疼、声音嘶哑、恶心、呕吐、腹痛、腹泻，出现复视等症状，查体有斜视、眼睑下垂等。该病例无消化道症状，首先应与神经内科脑神经麻痹性疾病进行鉴别，以免误诊。

案例 13

患者，男，12岁。患有囊性纤维化，因"金黄色葡萄球菌反复感染肺部，出现喘息、发热、畏寒、咳痰、呕吐、呼吸急促和体重减轻"而入院。检查发现患者支气管扩张，肺膨胀不全并伴肺部纤维化，细菌培养发现在肺部有革兰阴性杆菌，该菌氧化酶阳性，有动力，能产生带荧光的水溶性色素。

▶ 问题

1. 除了金黄色葡萄球菌以外，另外感染的最有可能的病原菌是什么？
2. 诊断依据是什么？

【讨论分析】

1. 铜绿假单胞菌。
2. 虽然铜绿假单胞菌不是囊性纤维化的原始病原，但对于长期伴有金黄色葡萄球菌和流感嗜血杆菌的感染的囊性纤维化患者，铜绿假单胞菌可引起危险的肺部反复感染。细菌培养发现在肺部有革兰阴性杆菌，该菌氧化酶阳性，有动力，能产生带荧光的水溶性色素。

案例 14

患者，男，35，农民。入院前 4 天在田间劳动时，突然头痛、发热、周身不适、小腿酸痛。食欲减退、恶心、腹胀。入院前 3 天开始高热、头痛、全身肌肉及关节疼痛、咳嗽、痰中带血，症状逐日加重。病前曾参加稻田抢收，同村有 5 人患同样症状疾病。体温 41℃，脉搏 132 次/分，呈急性重病容，腹股沟淋巴结肿大、有压痛，腓肠肌压痛阳性，右肺有少许湿啰音。X 线胸片，两肺布满模糊之絮状斑影。

▶ 问题

1. 该疾病的病原体是什么？
2. 该疾病的临床表现特点是什么？
3. 如何传播？

【讨论分析】

1. 钩端螺旋体。
2. 钩端螺旋体病的临床特点是起病急、高热、全身酸痛、软弱无力、结膜充血、腓肠肌压痛、表浅淋巴结肿大等钩体毒血症状；重者可有明显的肝、肾、中枢神经系统损害，肺大出血，甚至死亡。
3. 钩端螺旋体的主要储存宿主是猪和鼠，人类与带菌鼠（猪）尿污染的水或土壤接触而受感染。

第 2 节　医学病毒学

案例 1

患者，男，17 岁，摔跤队队员。因"最近肩部有一大水疱"前来就诊。患者自述未得过水痘，2 年前接种过水痘疫苗。患者觉得身体很不舒服，水疱区所属的淋巴结肿大。从损伤的皮肤处采取的碎片可看到多核巨细胞。

▶ 问题

1. 最可能的诊断是什么？
2. 诊断依据是什么？
3. 如何确诊？

【讨论分析】

1. 可能是 1 型单纯疱疹病毒（HSV1）或 2 型单纯疱疹病毒（HSV2）引起的病毒性疱疹。

2. 肩部水疱区所属的淋巴结肿大；从损伤的皮肤处采取的碎片可看到有多核巨细胞；因患者没有患过水痘，且近期接种过疫苗，故不是由水痘-带状疱疹病毒引起的皮损。

3. 由单纯疱疹病毒引起的损伤很难与水痘-带状疱疹病毒区分开。单纯疱疹病毒引起的疱疹损伤处应有多核巨细胞。

案例 2

李先生，35 岁，男，公司职员。李先生因"近期感到疲劳、食欲减退，伴轻度黄疸"来院就诊。自诉这些症状持续已有一个月左右，并表示有长期熬夜加班、饮食不规律的习惯。

既往史：无特殊既往病史，家族中无肝炎或肝癌患者。

体格检查：体温 37.2℃，脉搏 85 次/分，呼吸 18 次/分，血压 120/80mmHg。皮肤及巩膜轻度黄染，肝区轻压痛，脾未触及肿大。

实验室检查：乙肝表面抗原（HBsAg），阳性；乙肝 e 抗原（HBeAg），阳性；乙肝核心抗体（HBcAb），阳性；肝功能，丙氨酸转氨酶（ALT）升高，天冬氨酸转氨酶（AST）升高。

问题

1. 根据李先生的病历资料，请诊断他患有哪种类型的乙型肝炎？
2. 如何对李先生进行健康教育，以预防乙型肝炎的进一步发展和传播？

【讨论分析】

1. 根据李先生的乙肝五项检查结果，诊断该患者为 e 抗原阳性的慢性乙型肝炎。而且 HBsAg、HBeAg、HBcAb 均为阳性，这是大三阳的典型表现，表明患者处于乙型肝炎病毒复制活跃期，且具有较强的传染性。

2. 健康教育主要包括：

①解释乙肝病毒的传播途径，如血液传播、母婴传播、性传播等，提高患者及其家属的防护意识。②强调规律作息、合理饮食、适度运动等生活方式对肝脏健康的重要性。③提醒患者及家属定期进行乙肝相关检查，及时发现病情变化并采取措施。

案例 3

患者，女，25 岁。因"发热、荨麻疹、关节痛和关节炎"前来就诊。检查时，未发现任何病因，反复的乏力、头晕、食欲减退，有恶心、呕吐、头痛、厌食、萎靡不振、发热、强烈的瘙痒感和右上腹部疼痛。检查发现肝大及黄疸。患者自述尿液颜色变深，粪便已变成黏土色。肝功能检查可以发现转氨酶反复或持续升高，白蛋白减低。胆红素和总丙种γ—球蛋白升高，且 HBsAg、HBeAg 和抗—HBc 阳性，抗—HBs 和抗—HBe 及抗—HAV 阴性。

▶ 问题

1. 该患者最有可能是什么疾病？
2. 诊断依据是什么？
3. 如何确诊？
4. 该病如何传播？

【讨论分析】

1. 原发性乙型肝炎。

2. 诊断乙肝的最重要依据也就是诊断的金标准是乙肝病毒量，也就是我们常说的乙肝 DNA。患者有抗—HBc 和高滴度的 HBsAg、HBeAg，而查不到抗—HBs 和抗—HBe，同时排除了甲型肝炎，故疑为原发性乙型肝炎。无论患慢性持续性乙型肝炎或慢性活动性肝炎，患者体内都可能出现乙型肝炎病毒的抗原或相应的抗体，但根据已有的临床症状，可排除慢性持续性乙型肝炎或慢性活动性肝炎。亚临床型乙型肝炎患者没有 HBsAg、HBeAg，故可排除亚临床型乙型肝炎。

3. 确诊可做 HBVDNA 的斑点杂交和 PCR。乙型肝炎两对半定量检查：在受到乙型肝炎病毒感染后的两周后，患者的检测结果通常为阳性，则说明患者得了乙型肝炎。

4. 接受静脉注射药物者是感染乙型肝炎病毒（HBV）高危人群。

（1）母婴传播　母婴传播是最重要的传播途径，主要是指孕妇患有乙型病毒性肝炎，而乙型肝炎病毒通过脐带感染胎儿，导致胎儿患病。

（2）医源性传播　在医院的检查治疗过程因使用未经严格消毒，而又反复使用被 HBV 污染的医疗器械引起感染的，包括手术、牙科器械、采血针、针灸针和内镜等器材。

（3）血液传播　输入被乙型肝炎病毒感染的血液和血液制品后，可引起乙型病毒性肝炎的发生。

（4）性传播　乙型病毒性肝炎患者是可以通过性传染的。

案例 4

患者，男，22 岁，大学毕业生。在高铁上突发高热，不久即出现头痛、腰痛以及眼眶痛、烦躁不安。火车一到站，即被送往医院。检查发现患者眼球结膜、面部充血水肿，眼部、面部以及胸部发红，已出现休克和急性肾功能衰竭。

▶ 问题

1. 可能是何种疾病？

2. 临床特征是什么?
3. 如何传播的?

【讨论分析】

1. 肾综合征出血热。

2. 肾综合征出血热的临床表现极为复杂,主要有高热、出血、肾脏损害和休克。典型的肾综合征出血热,临床表现包括"五期",即发热、休克、少尿、多尿和恢复期,病程1~2个月。患病期间,有"三痛(头痛、眼眶痛、腰痛)""三红(眼球结膜、面部、颈胸部)"。

3. 传播途径 汉坦病毒随着受感染鼠的尿液、粪便等排至地面,与尘埃微粒飞扬形成"气溶胶",在空气中飘浮,人吸入后就有可能经呼吸道感染。消化道传播:如果食用了不洁的食物,病毒就会通过消化道传播给人类。螨媒传播:在鼠身上存在许多的革螨,由于革螨是长时间接触鼠的,就变成了传染病毒的一种介质。

案例5

患儿,女,6岁。低度发热,食欲不振,乏力、咽痛、咳嗽,口腔黏膜、牙龈、咽部、嘴唇,以及手和足跟边缘有无数小疱状病变。小疱不含巨细胞或异常细菌。此病在7天后自愈。

问题

1. 患者最可能感染的疾病是什么?诊断依据是什么?
2. 感染此种病原体预后如何?患者感染的途径是什么?

【讨论分析】

1. 手足口病。诊断依据:5岁患儿,在口腔黏膜、手和足跟出现小疱状病变,未查到巨细胞,强有力支持手足口病的诊断。手足口病可由柯萨奇病毒A16和肠病毒71型引起,常常在1周左右痊愈,仅极少数病例可伴有无菌性脑膜炎和心肌炎。若病变部位存在巨细胞,则提示是疱疹病毒感染。在手心、足底、臀部、口腔内可见疱疹,大多伴有发热,结合手足口病接触病史可做出临床诊断。当然可以做血手足口病毒抗体检查或咽拭子检查进行病原学检查。在临床上重点要早期警惕重症手足口病,如果3岁以内,持续高热、精神差、呕吐、寒战、面色差、心率快、呼吸困难以及血常规高等,是重症手足口病的表现,一定要及时就诊,积极治疗。

2. 柯萨奇病毒主要通过粪-口途径传播,可侵犯多种组织,引起许多不同的临床症状。柯萨奇病毒亦可经母—婴传播,引起先天性心脏病。

案例 6

患儿，男，2 岁。发热、呕吐、腹泻 3 天。3 天前开始发热 39℃，皮肤干燥、粗糙、眼窝凹陷，起病半天，即开始吐泻，每日约呕吐 3～5 次，为胃内容物，非喷射性，大便每日 10 余次，蛋花样便，呈花绿色，有少量黏液，无脓血，无腥臭味，偶有轻咳。发病后食欲差，二天来尿少，10 小时无尿，曾用新霉素治疗好转。既往常有夜惊。个人史：第 2 胎，第 2 产，足月顺产，牛乳喂养。查体：体温 38.4℃，脉搏 139 次/分，呼吸 43 次/分，血压 83/50mmHg，体重 9kg，身长 75cm。急症病容，面色发灰，精神萎靡，烦躁。全身皮肤无黄染，未见皮疹，皮肤弹性差，右颈部可触及黄豆大小淋巴结 1 个。轻度方颅，前囟 1cm×1cm，明显凹陷，肋串珠（＋）。心率 138 次/分，律齐，心音低钝，肺（－）。腹稍胀，肝肋下 1cm，肠鸣音存在。眼窝明显凹陷，哭无泪。肢端凉，皮肤略发花，呼吸深，急促，口唇樱桃红。牙 3 枚。神经系统检查无异常。实验室检查：血红蛋白 110g/L，白细胞计数 $8.6×10^9$/L，血小板计数 $250×10^9$/L；大便常规偶见白细胞。

▶ 问题

1. 该患者可能患有哪些相关疾病？有何诊断依据？
2. 要确诊应进一步做哪些检查？

【讨论分析】

1. 可能是婴儿轮状病毒感染，伴有脱水、代谢性酸中毒、佝偻病。

诊断依据：急性起病，发热，呕吐，大便每日 10 余次，蛋花样便，呈花绿色，有少量黏液，无脓血，无腥臭味，镜检偶见白细胞，为轮状病毒感染的特点；查体见小儿精神萎靡、进食不佳、发热以及乏力等情况。

2. 粪便电镜检查；血清抗体的检测；粪便中病毒核酸的检测。

案例 7

患者，男，50 岁，工人。因"肌肉高度紧张和唾液分泌过多"而入院。患者妻子代诉患者最近出现倦怠、头痛、恶心、全身不适，然后出现恐惧不安，烦躁失眠，对声、光、风等刺激敏感而有喉头紧缩感，恐水、怕风、恐惧不安、咽肌痉挛、发热和寒颤，身体虚弱，拒绝进食，因不明原因脾气暴躁，难以自控。患者是一个狂热的户外运动者和洞穴探险者。患者入院后不久，便有吞气症和癫痫发作，神志清醒和幻觉交替。3 天后，患者死亡。常规血和脑脊液细菌培养均为阴性。大脑尸检表明有内基小体的存在。

▶ 问题

1. 患者最有可能患的是什么病？诊断依据是什么？
2. 如果患者没有被动物咬伤史，那么他被病原体感染最有可能的途径是什么？被咬伤后，应对患者采取的治疗措施是什么？

【讨论分析】

1. 狂犬病。诊断依据：患者有攻击性行为和恐水症，这是急性狂犬病的临床表现。不到20%的患者患有瘫痪狂犬病或隐性狂犬病。内基小体在脑炎患者的大脑尸检中存在，证实了狂犬病。此外，狂犬病的诊断还可用聚合酶链反应检测唾液、眼睑及皮肤标本中的病毒RNA，实验室检查免疫荧光试验阳性则确定诊断。

2. 虽然大多数狂犬病是因被带有狂犬病毒的狗或猫的咬伤所致，但洞穴探险者若吸入狂犬病蝙蝠的气溶胶化的唾液，也会被感染。被野生动物或狂犬病宠物咬伤后，应立即用肥皂水或清水彻底清洗，并用抗狂犬病病毒血清于伤口周围与底部行浸润注射及肌内注射，然后接种狂犬病疫苗。注射应在感染后的第1、3、7、14和28天进行。

案例8

患儿，男，6岁。因"发热、上呼吸道炎症和麻疹黏膜斑、红疹"来就诊，患者祖母代诉患儿患"重感冒"多天，中度发热，伴有咳嗽、流鼻涕、打喷嚏、畏光，疹子从小孩的耳后、前额、颈部扩散到身体的其他部分，为红色斑丘疹，有些地方已脱屑，变成棕色。查体发现小孩还患有细支气管炎。尿检和颊部疹子刮取物镜检发现包涵体和多核巨细胞，咽喉拭子常规细菌培养阴性，未检出抗链球菌溶血素O抗体。

问题

1. 该患儿所患疾病最可能是什么？诊断依据是什么？典型病程的特点是什么？如何确诊？

2. 预防该疾病流行的主要措施是什么？该患者暂时缺乏免疫力的原因是什么？有哪些并发症？机理是什么？

【讨论分析】

1. 麻疹。5岁男孩，发热、上呼吸道炎症和麻疹黏膜斑。发病2~3天后可出现口腔黏膜斑，一天左右开始出皮疹，皮疹出现于耳后、发际，向下波及颜面、颈部、胸部、腹部、背部以及四肢，最后达到手掌和足底。皮疹的颜色由淡红转为暗红，疹间皮肤正常，出疹3~4天后按出疹顺序消退，疹退后留有糠麸样脱屑和色素沉着。麻疹经常会并发肺炎、喉炎、心肌炎和脑炎。

2. 鸡胚细胞麻疹病毒减毒活疫苗是当前最有效疫苗之一。初次免疫我国定在8月龄，接种后，抗体阳转率达90%以上，但免疫力仅维持10~15年，因此7岁时必须进行再次免疫。对接触麻疹的易感者，可紧急用丙种球蛋白或胎盘球蛋白进行人工被动免疫，防止发病或减轻症状。

案例 9

患者，男，50岁。"肺炎"患者，经对症处理好转出院。一个月后，又因"感冒引起肺炎"而入院。查体：淋巴结肿大，虚弱，盗汗，体温 38.2～39℃ 间，已持续一周，无明显诱因，乏力，伴有腹泻，后转入传染科治疗。转科不久，医生发现其背部皮肤出现卡波西肉瘤，视力下降，后左眼失明，体重减轻。实验室检查：$CD4^+$ T 细胞减少，$CD4^+/CD8^+$ 为 0.5（正常范围为 1.8～2.2）。6个月后患者死亡。病史记载患者生前于5年前被派往非洲工作，有不良性行为史，无输血或静脉吸毒史。

▶ 问题

1. 患者死于什么疾病？
2. 该病典型病程特点是什么？

【讨论分析】

1. 艾滋病。

2. 急性期是指部分感染者在病毒侵入机体后 2～4 周左右表现出的一些症状，以发热最为常见，伴有皮疹、头痛、恶心、呕吐、腹泻等症状，急性期症状没有特别突出的特点。无症状期是指患者没有特异性的症状和体征。

艾滋病期是指艾滋病病毒感染的最终阶段，具有三个基本特征：①严重的细胞免疫缺陷，尤其 $CD4^+$ 细胞严重缺损；②发生各种致命性机会性感染；③发生各种恶性肿瘤，尤其是卡波西肉瘤。

案例 10

患者，男，25岁。发热、咳嗽、头痛、乏力、咽痛、食欲不振、腹泻。最近一周头痛明显，畏寒，自认为感冒即口服阿莫西林2盒未见好转。

查体：咽红充血，口唇轻度发绀，体温 37.9℃。双肺呼吸音粗，可闻及痰鸣、喘鸣及湿啰音。胸部X线提示支气管肺炎。血常规及粪、尿常规均在正常范围。

▶ 问题

1. 该疾病的病原体是什么？
2. 为何口服阿莫西林未见好转？应如何治疗？
3. 该病原体是如何传播的？致病物质是什么？

【讨论分析】

1. 肺炎支原体。
2. 阿莫西林属青霉素类药物，应改用罗红霉素、克拉霉素、阿奇霉素等。

3. 传播途径

（1）呼吸道飞沫传播　黏附→从宿主细胞膜吸收营养→产生毒性代谢产物→免疫损伤→发病。

（2）近距离接触性传播　近距离接触支原体肺炎的患者是患上支原体肺炎的重要途径，与患者保持一米以上的社交距离，尽量减少接触。

（3）空气传播　支原体肺炎的患者，呼吸的空气也会有支原体，健康人可以通过呼吸同一密闭空间的空气而感染，所以支原体肺炎的病人平时要开窗通风。

（4）飞沫传播　支原体肺炎会通过呼吸道传播，患上支原体肺炎后，病人会有打喷嚏、咳嗽的症状，有这些症状的患者一定要注意，不要面向健康的人，且出门一定要戴口罩，避免传染给其他人。

第3节　医学真菌学

  案例

患者，女，27岁。艾滋病（AIDS）患者，剧烈头痛已有2个月。目前出现发热、恶心、说话含糊不清、全身疲倦和体重减轻。体检可发现步态蹒跚，颈项强直。脑脊液中含淋巴细胞和有荚膜酵母菌。

▶ 问题

1. 患者上述症状和体征最可能是哪种病原体感染？
2. 该病如何传播？

【讨论分析】

1. 新生隐球菌。
2. 隐球菌是一类真菌的总称，最主要的致病菌种是新型隐球菌。新型隐球菌是一种环境腐生菌，主要存在于土壤、鸽子粪便中，另外，也可以在蔬菜、水果、牛乳中发现新型隐球菌。在鸽子粪便中隐球菌的密度高，目前被认为是最重要的传染源。新型隐球菌的传播途径：环境中的病原体主要通过呼吸道也可通过皮肤伤口或消化道进入人体引起疾病，或使人体成为带菌者。特别是免疫低下者，可发生血行播散而累及中枢神经系统，主要引起肺和脑的急性、亚急性或慢性感染。

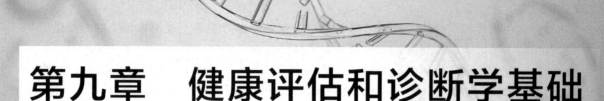

第九章　健康评估和诊断学基础

 案例 1

患者，女，25岁。主诉：近一个月乏力、心悸、头晕、气短，食欲不振，消化功能不良。查体：面色苍白，睑结膜苍白，心率 100 次/分。实验室检查：RBC $3.1×10^{12}$/L；RC 0.05；HGB 7.5g/L；Hct 0.25%；MCV 76fl；MCHC 300g/L。

▶ 问题

1. 初步考虑为何种疾病？为什么？
2. 还应该做哪些实验室检查？可能会有什么病理变化？
3. 分析其病因可能是什么？
4. 应该与哪些疾病进行鉴别诊断？

【讨论分析】

1. 根据其血常规检查结果，初步考虑该患为小细胞低色素性贫血。
2. 还应该做以下检查：①红细胞形态检查；②血清铁等缺铁性贫血的实验室检查；③必要时可做骨髓检查；④红细胞游离原卟啉（FEP）测定。
3. 小细胞低色素性贫血最常见的是缺铁性贫血；该患可能是缺铁造成的缺铁性贫血。
4. 应注意与其他贫血及其他血液病进行鉴别，如再生障碍性贫血、肾性贫血、地中海贫血等。

 案例 2

患者，中年，男性，工人。

主诉：3天前开始周身不适，不发烧，无咳嗽、咳痰；昨日开始咽痛，自觉发热，今日加重。

既往史：体健。

查体：体温 39.6℃，脉搏 130 次/分，呼吸 35 次/分，血压 123/80mmHg。呼吸急促，声音嘶哑。颌下淋巴结肿大，双侧扁桃体Ⅲ度大，充血、水肿，有米粒大至黄豆粒大脓点 3 个。心、肺、肝、脾无异常。

实验室检查：RBC 4.80×10^{12}/L，HGB 140g/L；MCV 96fl，MCH 30pg/L，MCHC 320g/L；WBC 12.0×10^9/L；Sg 0.72，St 0.08；L 0.19，E 0.01；PLT 320×10^9/L。中性粒细胞见少量中毒性颗粒。

▶ 问题

1. 应考虑该患为何种疾病？根据是什么？
2. 请分析实验室检查结果。
3. 结合临床病史、体格检查及实验室检查结果，你认为最后诊断是什么？

【讨论分析】

1. 该患应考虑为急性感染，根据是：①发病急，病程只有 3 天；②发烧，体温 39.6℃；③双侧扁桃体Ⅲ度大，充血、水肿，可见多个脓点；④实验室检查符合化脓性感染的血常规。

2. 实验室检查结果分析

（1）红细胞的所有检查及血小板计数均正常；

（2）白细胞的所有检查都符合急性化脓性感染：白细胞计数增高（12.0×10^9/L），中性粒细胞百分率增高达 0.80（Sg 0.72，St 0.08），淋巴细胞百分率相对减少（0.19），中性粒细胞有核左移（St 0.08＞5%），中性粒细胞见少量中毒性颗粒。

3. 急性化脓性扁桃体炎。

 案例 3

患者，男，25 岁，农民。

主诉：面色苍白、心慌半个月，皮下出血 10 天。

现病史：半月前开场出现头疼、头晕、有呕吐，面色苍白、心慌，近 10 多天下肢出现出血点，偶有鼻血、低热。

既往史：体健。

体格检查：

体温 37.7℃；脉搏、呼吸、血压正常。轻度贫血貌，皮肤及黏膜无黄染；左颈及右腹股沟淋巴结可触及，质中，无压痛；胸骨压痛阳性。心、肺无异常；腹软，肝、脾肋下可触及。

▶ 问题

1. 该患者可能是哪方面的疾病？为什么？

2. 应该做哪方面的哪些检查？
3. 考虑为何种诊断？

【讨论分析】

1. 该患应考虑为血液系统疾病。根据如下。

（1）临床病史、症状（面色苍白、心慌、头晕，下肢有出血点，偶有鼻血，低热）。

（2）体格检查（T 37.5℃，轻度贫血貌，胸骨压痛阳性）。

2. 为了明确诊断，应做以下实验室检查。

（1）血常规检查（红细胞计数、白细胞计数、血小板计数）。

（2）骨髓细胞学检查（骨髓穿刺检查）。

（3）肝、肾功能检查（以除外肝、肾疾病）。

3. 结合临床病史、体格检查及实验室检查结果等资料，考虑其最后诊断是：急性粒细胞白血病。

 案例4

患者，女，29岁。

主诉：反复黄疸、乏力3年余，近3个月加重。

现病史：4年前无诱因出现巩膜发黄、全身乏力，伴头痛、头昏、口及面色苍白、皮肤瘙痒；屡次出现持续性酱油色尿，但无出血表现。曾以"溶血性贫血"三次入院。近2个月来上述病症加重，并有心悸、活动后气促，不能坚持工作，故再次来医院求治。

既往史：无心、肝、肾疾病及其他病史；无输血及特殊药物服用史。

家族史：父母健在，无同种疾病史。

体格检查：

体温37.8℃、脉搏、呼吸、血压正常。中度贫血貌，巩膜发黄，睑结膜轻度苍白；心、肺未见异常；腹软，无压痛，肝肋下两横指，脾平脐，质硬；余无异常发现。

实验室检查：

红细胞计数 $1.04 \times 10^{12}/L$

HGB42g/L

血小板计数 $95 \times 10^9/L$

白细胞计数 $8.7 \times 10^9/L$

外周血可见晚幼红及晚幼粒细胞，可见红细胞形态异常（大小不一，有球形、靶形、口形、泪滴形、嗜多色性等异型红细胞）。

问题

1. 你认为该患者应考虑为溶血性贫血吗？为什么？
2. 你认为目前溶血性贫血诊断依据是否充分？
3. 如果是溶血性贫血，其原因可能是什么？
4. 为了进一步明确诊断，还应做哪些实验室检查？

【讨论分析】

1. 应考虑为溶血性贫血。根据：

(1) 临床病史、病症［有贫血的症状、体征，有反复黄疸、酱油样尿等；曾以"溶血性贫血"3次入院治疗（具体不详）］；

(2) 体格检查（中度贫血貌，巩膜发黄，睑结膜轻度苍白，肝、脾大等）；

(3) 外周血检查红细胞、HGB均明显减低，出现幼红细胞及异型红细胞，均符合溶血性贫血血常规。

2. 目前溶血性贫血的诊断依据还不够充分。

3. 为了进一步明确诊断并搞清其溶血性贫血的原因，还应做以下实验室检查：

(1) RBC四项参数及RC计数；

(2) 溶血的实验室检查；

(3) 骨髓细胞学检查（骨髓穿刺检查）。

4. 结合临床病史、体格检查及实验室检查结果等资料，最后的明确诊断是：自身免疫性溶血性贫血。

 案例5

患者，男，15岁，学生。

现病史：因双膝关节肿胀、疼痛两天入院。入院前因做双杠运动后双膝关节疼痛，继而肿胀，当地医院按外伤给予止痛、消炎并外敷伤湿止痛膏药无效，故来我院求治。

既往史：自幼年起经常于活动或轻微损伤后出现皮肤血肿，有时关节轻微肿胀，经输血、止血后可缓解。

家族史：母亲家族中有类似的患者。

体格检查：体温36.6℃，脉搏98次/分，呼吸20次/分，血压120/80mmHg。一般情况良好，轻度贫血貌，巩膜无黄染，皮肤无出血点。心、肺未见异常；腹软，无压痛，肝、脾肋下未触及。余无异常。

实验室检查：

血常规示：HGB88g/L，RBC2.9×10^{12}/L，WBC11×10^9/L，S0.65，St0.03，PLT220×10^9/L。

出血凝血功能检查：CT15分，APTT84s，PT12s，TT16s，BT6分。

▶ 问题

1. 你认为应考虑为哪方面的疾病？
2. 初步诊断是什么？诊断依据是什么？
3. 为了进一步明确诊断，还应做哪些实验室检查？

【讨论分析】

1. 结合临床和实验室检查，该患应考虑为止血凝血异常的疾病。

2. 初步诊断是血友病（伴失血性贫血）。

诊断依据是：

（1）临床表现

①青少年男性；②既往有运动后或外伤后皮肤和关节血肿，输血、止血后可缓解；③母亲家族中有类似的患者。

（2）体格检查　一般情况良好，轻度贫血貌，膝关节肿胀，不红不热。

（3）外周血检查　RBC、HGB轻度降低（轻度贫血）；PLT正常。

（4）止血凝血检查　CT、APTT均延长，PT、TT、BT均正常。

提示为内源性凝血途径凝血因子异常。

3. 为了进一步明确是哪种凝血因子异常，还应做以下检查：

（1）凝血因子Ⅷ、Ⅸ、Ⅺ活性测定。

（2）vWF测定。

案例6

患者，女，54岁。

主诉：反复泡沫样尿十年余，常有心悸、乏力、夜尿增多一年，近2周食欲差、恶心、呕吐、胸闷、不能平卧。

现病史：十年前，无明显诱因出现泡沫样尿、晨起眼睑浮肿，在当地医院尿检查蛋白（＋＋）、红细胞（＋＋），诊断为肾炎，经中西医结合治疗，病症得以缓解。但此后泡沫样尿时有反复，尿液检查蛋白（＋～＋＋＋），红细胞（＋～＋＋）。一年前常觉乏力、心悸、夜尿增多。2周前因着凉，发烧、咳嗽、咳痰，当地医院治疗后退烧，但仍食欲不佳、恶心、呕吐、尿少（24h尿量约300mL），活动后胸闷气促，夜间不能平卧。故来我院急诊。

既往史：有高血压病史6～7年。否认心、肝、肺病史。无烟、酒等特殊嗜好。

查体：体温37.8℃，脉搏96次/分，呼吸24次/分，血压180/120mmHg。神志清，高枕位，皮肤苍白；颈静脉轻度充盈，心尖区闻及Ⅱ～Ⅲ级收缩期杂音；双肺呼吸音粗，肺底闻及少量细湿啰音；双下肢浮肿（＋）。余无明显异常。

实验室检查（主要阳性所见）

血常规：RBC $2.13×10^{12}$/L，HGB 58g/L；

尿常规：RBC 4～5/HP，PRO 1.0g/L；

显微镜检查：颗粒管型、细胞管型、蜡样管型较多见，并见到肾衰管型。

肾功能：Scr 796μmol/L，Ccr 6mL/min；SU 21.6mmol/L，UA 511μmol/L。

电解质：K^+ 6.7mmol/L，Na^+ 134mmol/L，Cl^- 99mmol/L；Ca^{2+} 1.75mmol/L，P 2.13mmol/L。

肝功能：TP 55g/L，ALB 30g/L，其余均正常。

问题

1. 初步考虑该患者为哪方面的疾病？

2. 如何分析本例的实验室检查结果？
3. 本例的最后诊断是什么？

【讨论分析】

1. 结合病史、查体及实验室检查结果，考虑本例为泌尿系统疾病。
2. 本例实验室检查结果主要表现是：
(1) 血常规表现为贫血（RBC、HGB 均减低）。
(2) 尿常规检查蛋白明显增高，RBC 轻度增加。
(3) 肾功能检查说明肾小球滤过功能明显减低。
(4) 血生化检查有电解质紊乱，肝功能检查除蛋白质轻度降低其余均正常。
3. 最后诊断
(1) 慢性肾小球肾炎。
(2) 慢性肾功能衰竭并发作心力衰竭。
(3) 高血压。
(4) 贫血。

案例 7

患者，男，41 岁。主诉面色萎黄，头昏恶心，食后腹胀。近 3 个月乏力，腹胀，不适；最近 1 周皮肤瘙痒，皮肤及眼睛发黄。

既往史：有慢性肝炎 20 余年，时好时坏，未进行系统治疗。

体格检查：体温、脉搏、呼吸、血压均正常。一般状况较差，消瘦，皮肤枯燥，面色发暗，无光泽，面部及上胸部可见蜘蛛痣，皮肤及巩膜黄染，乳房发育，牙龈出血，鼻腔出血。腹部膨隆，腹水征阳性；肝、脾触诊不满意。心、肺无明显异常。

实验室检查

血常规示：RBC 3.8×10^{12}/L，Hb 100g/L，HCT 0.37，WBC 15.0×10^9/L，Sg 0.75，St 0.07，L 0.15，M 0.03。

临床生化检查：TP 50g/L，ALB 20g/L，GLB 30g/L。

蛋白电泳 ALB 0.40，α_1 0.03 α_2 0.07，β 0.15，γ 0.35；

肝功能检查：ALT 243U/L，AST 186U/L，ALP 470U/L，γ-GT 98U/L，MAO 120U/L；

STB 180μmol/L，CB 85μmol/L。

免疫学检查：HBsAg（+），抗-HBs（-），HBeAg（+），抗-HBc（+）；AFP（+）。

腹水检查：比重 1.020，蛋白 31g/L，细胞 600×10^6/L，N 89%，L 11%；癌细胞（+）。

▶ 问题

1. 考虑为哪方面的疾病？

2. 实验室检查结果如何分析？

3. 为了明确诊断还应补做哪些实验室检查？

【讨论分析】

1. 结合病史、体格检查及实验室检查结果，考虑本例为肝脏疾病。

2. 本例实验室检查结果主要表现如下。

（1）血常规表现为贫血和感染的血常规。

（2）血生化检查

①TP 和 ALB 减低，GLB 增高，A/G 比值倒转；②ALT、AST、ALP、γGT、MAO 均增高，说明有肝细胞损伤和胆汁淤积；③ STB 及 CB 也增高，为肝性黄疸，与体检所见是一致的。

（3）HBV 标志物检查说明有 HBV 感染并有强传染性。

（4）AFP（＋），考虑为慢性乙肝及肝硬化来的原发性肝癌。

（5）腹水检查结果表现为肝硬化和肝癌腹水又合并了感染。

3. 为了明确诊断和鉴别诊断，还应补做以下检查：

（1）尿胆红素，尿胆原（鉴别黄疸类型）；（2）CEA（排除转移性肝癌）；（3）AFP 亚型（鉴别其升高原因是肝癌还是肝硬化）。

结合临床及上述实验室检查结果分析，本例的诊断是：慢性乙型病毒性肝炎、肝硬化、肝癌、腹水合并感染。

案例 8

患者，女，65 岁。近两年来自觉记忆力明显减退，时有头迷头晕。以前体检时曾提示过高血压，但未予注意。家族中母亲有心脏病。

体格检查：体温 36.7℃，脉搏 75 次/分，呼吸 18 次/分，血压 170/100mmHg。体型肥胖。一般状态较好。心、肺、肝、脾及神经系统未见异常。

实验室检查：血常规正常；尿常规示：蛋白（±）；其余均正常。

血生化检查：肝、肾功能及酶学检查均正常；TC 6.7mmol/L，TG 2.1mmol/L，LDL-C 4.0mmol/L，HDL-C 0.7mmol/L。

▶ 问题

1. 结合临床资料，本例诊断应该从哪几方面考虑？

2. 本例实验室检查结果应如何分析？

3. 根据临床及实验室检查结果分析，本例初步诊断是什么？

【讨论分析】

1. 结合临床资料本例诊断应从高血压和高脂血症疾病进行考虑。

2. 本例实验室检查结果主要表现是：

①血常规正常，可以排除贫血；②尿常规尿蛋白（±），可能与高血压和 AS 所致肾

动脉硬化有关；③肝、肾功能及酶学检查均正常；④血脂检查明显异常，为高脂血症（TC 6.7mmol/L，TG 2.1mmol/L，LDL-C 4.0mmol/L，均增高；HDL-C 0.7mmol/L，降低）。

3. 根据临床及实验室检查结果分析，本例初步诊断是：①高脂血症；②高血压。

案例9

患者，男，46岁。嗜睡、烦渴、多饮、疲乏3个月。近一周来出现恶心、呕吐、极度口渴、尿量明显增多，有头痛，呼吸有烂苹果味。

体检：体温36.7℃，脉搏108次/分，呼吸26次/分，血压80/50mmHg。一般状况较差，消瘦，皮肤黏膜枯燥，声音嘶哑，呼吸深、快，腱反射迟钝。未见其他异常。

血生化检查：

	检测结果	参考值
钠（mmol/L）	132	135～145
氯化物（mmol/L）	89	96～106
钾（mmol/L）	6.5	3.5～5.5
碳酸氢钠（mmol/L）	6.0	21～26
肌酐（μmol/L）	300	53～106
葡萄糖（mmol/L）	63.5	3.9～6.1
血酮体（mmol/L）	0.95	<0.05mmol/L

尿常规检查：

尿胆原	(＋)
胆红素	neg
酮体	(＋＋＋)
血	neg
蛋白质	(＋)
白细胞	(＋＋＋)
葡萄糖	(＋＋＋＋)
比重	1.025
pH	5.1
维生素C	0

▶ 问题

1. 试解释实验室检查结果。
2. 结合临床及实验室检查结果，提出本例的最后诊断。

【讨论分析】

1. 本例实验室检查结果主要表现如下。

（1）尿常规：葡萄糖（＋＋＋＋），酮体（＋＋＋），pH 5.1；尿蛋白（＋）。

（2）血生化检查表现为高血糖、高血钾、高阴离子间隙、代谢性酸中毒；结合尿常规检查，肌酐升高可能与严重脱水有关。

2. 结合临床及实验室检查结果，本例的最后诊断是：糖尿病、酮症酸中毒。

案例 10

患者，女，21 岁。主诉：因不规则发热 1 年余，面颊出现红斑 1 个月，伴疲乏、膝关节疼痛、体重下降而来诊。近一年来，上述症状时而缓解，时而出现，曾几次求治均未确诊。一个月前，两颊部出现红斑，患者自认为是照射所致，未予注意。近日面颊部红斑越来越明显，故来我院求治。

体格检查：体温 38.1℃，脉搏 90 次/分，呼吸 20 次/分，血压 110/70mmHg。一般状况良好。两颊部可见蝶形红斑，外表可见鳞屑，略凸出于皮肤表面，边缘不清楚。肝大，右锁骨中线肋缘下可触及 2.0cm，脾未触及。膝关节无明显肿胀。未见其他异常。

实验室检查：

	检测结果	参考值
RBC（$\times 10^{12}$/L）	3.1	3.5～5.0
Hb（g/L）	90	110～150
WBC（$\times 10^9$/L）	4.8	6.0～10.0
PBC（$\times 10^9$/L）	110	100～300
	检测结果	参考值
ESR（mm/1h 末）	70	0～20
ALT（U/L）	88	0～40
AST（U/L）	56	0～40
Urea（mmol/L）	12.4	1.78～7.14
Cr（mmol/L）	220	53～106
ANA	（＋）均质型	（－）
抗 dsDNA 抗体	（＋）	（－）
抗 Sm 抗体	（＋）	（－）
C3（g/L）	0.71	0.82～1.70
尿蛋白	（＋＋）	（－）

▶ 问题

1. 试解释实验室检查结果。
2. 结合临床及实验室检查结果，提出本例的最后诊断。

【讨论分析】

1. 本例实验室检查结果主要表现是：

①血常规检查有贫血（RBC、Hb 减低，WBC、PBC 正常）；②ESR 加快；③肝、肾功能都有损害（ALT、AST、Cr、Urea 均增高）；④免疫学检查所有指标均异常（作为 SLE 较特异的标志物 ANA、抗 dsDNA 抗体、抗 Sm 抗体均阳性；C3 降低）；⑤尿蛋白（++），说明肾脏也受累。

2. 实验室检查结果结合临床症状和体格检查结果，本例的最后诊断是：系统性红斑狼疮（SLE）。

 案例 11

患者，女，42 岁。胸疼、胸闷一周，咳嗽、发烧 3 天。既往体健。

体格检查：体温 39.8℃，脉搏 92 次/分，呼吸 28 次/分，血压 110/70mmHg。热病痛苦面容，一般状态尚可。胸部叩诊为浊音，听诊肺呼吸音减弱，胸膜摩擦音（+）；心脏及肝、脾无明显异常。

血常规示：RBC $4.3×10^{12}$/L，HGB 125g/L；HCT 0.40；WBC $14.5×10^9$/L，比例：Sg 0.75，L 0.15，M 0.03。

胸腔积液检查：比重 1.020，蛋白 34g/L，细胞数 $650×10^{12}$/L，N 89%，L 11%；革兰氏阳性球菌（+）。

▶ 问题

1. 结合病史及临床检查，应考虑为哪方面的疾病？
2. 根据临床及实验室检查结果，该患的初步诊断什么？为什么？

【讨论分析】

1. 该患应考虑是呼吸系统疾病（肺炎、胸膜炎）。
2. 根据临床及实验室检查结果，初步诊断：急性化脓性胸膜炎。诊断依据如下。

（1）临床病史、症状、体征均符合上述诊断（病程短，胸闷、呼吸困难一周，咳嗽、发热 3 天，胸部叩诊为浊音，听诊肺呼吸音减弱，胸膜摩擦音"+"等）。

（2）有感染的血常规（RBC、HGB、HCT 均正常；WBC、St 和 Sg 升高，并有轻度核左移）。

（3）胸腔积液检查是渗出液符合化脓性胸膜炎（比重、蛋白、细胞数及 N 都增高；革兰氏阳性球菌阳性）。

 案例 12

患者，男，30 岁。一周前右鼻翼旁疖肿，因痛痒用手抓挠后局部红肿加重，之后口服土霉素并局部用外敷药，但局部肿胀及疼痛未见减轻。两天来发热、周身不适。今日出现寒战、高热而就诊。既往体健。

查体：体温 39.7℃，脉搏 117 次/分，呼吸 25 次/分，血压 118/76mmHg。痛苦面容，右鼻翼根部有（1.5cm×2.0cm）的疖肿，已破溃，外表有污秽的黄色脓汁及坏死组织，整个右侧面部肿胀，压痛（＋）。心率快，115 次/分，心音无异常。腹部质软，肝、脾未触及。

实验室检查

RBC $5.0×10^{12}$/L，Hgb 130g/L，HCT 0.45，MCV 85fl，MCH 28pg，MCHC 340g/L，RDW 0.14；PLT $200×10^9$/L，MPV 10fl，PDW 0.15；WBC $16.5×10^9$/L，Sg 0.78，St 0.12，L 0.09，E 0.01。中性粒细胞大小不等，多数中性粒细胞的胞浆见到较多的中毒颗粒，胞质内出现空泡，细胞胞体增大、结构模糊。尿常规示：葡萄糖（＋＋）。临床生化检查：肝、肾功能及电解质检查均正常；血糖 12.6mmol/L。病原学检查：血培养有金黄色葡萄球菌生长。

问题

1. 结合临床及实验室检查，初步诊断是什么？
2. 试解释实验室检查结果。
3. 你认为还应该进一步做哪些实验室检查？
4. 结合临床及实验室检查结果，提出本例的最后诊断。

【讨论分析】

1. 结合临床及实验室检查，初步诊断是：面部疖肿、败血症、糖尿病。
2. 本例实验室检查结果主要表现如下。

（1）血常规　RBC 检查及 PLT 检查全部正常，WBC 检查有化脓性感染和中毒表现：① WBC 总数增高；②中性粒细胞数量明显增高；③有核左移（St 增高达 0.12）；④有中性粒细胞中毒表现（有中毒颗粒和空泡变性、退行性变化）。

（2）尿常规：葡萄糖（＋＋）。

（3）血生化检查表现为高血糖（与尿糖阳性相符合），其他均正常。

3. 还需要进一步检查　①血细菌培养和鉴定（判断是否有疖肿引起的菌血症）；②如果分离出细菌，还应该作抗菌药物敏感试验和细菌耐药性试验；③复查血糖，必要时可以做糖耐量试验（以确定是否有糖尿病）。

入院后实验室检查结果：

①血培养报告结果：有金黄色葡萄球菌生长。②药敏试验及耐药性试验结果待汇报中。③血糖复查结果：空腹血糖 12.6mmol/L；糖耐量试验（OGTT）：空腹血糖 13.5mmol/L，餐后 1h 血糖（1hBG）23.5mmol/L，餐后 2h 血糖（2hBG）15.7mmol/L，餐后 3h 血糖（3hBG）12.3mmol/L，四个时间点的尿糖均阳性。

4. 结合临床及入院前后实验室检查结果，本例的最后诊断是：面部疖肿、败血症、糖尿病。

案例 13

患者，男，52岁。近两个月来乏力、肝区不适、食欲不振和腹胀。最近十天皮肤瘙痒，皮肤及巩膜黄染。20年前曾经患肝炎。未进行系统检查和治疗。

体格检查：体温 37.7℃，脉搏 85 次/分，呼吸 24 次/分，血压 112/70mmHg。一般情况较差，消瘦，面部及上胸部可见蜘蛛痣，皮肤、巩膜黄染，深黄色尿液；腹部膨隆，肝脾、触诊不满意；心、肺无明显异常。

实验室检查

血液检查：RBC $3.7×10^{12}$/L；Hb100g/L；HCT0.37；WBC$14.5×10^9$/L；St0.07，Sg0.75，L0.15，M0.03。

腹水检查：癌细胞（＋）。

临床生化检查：TP 50g/L，A 20g/L，G 30g/L；ALT 243U/L，AST 186U/L，ALP 470U/L，GGT98U/L，STB 180mmol/L，CB 85mmol/L。

免疫学检查：HBsAg（＋），HBsAb（－），HBeAg（＋），HBeAb（－），HBcAb（＋），AFP（＋）。

问题

1. 结合病史及临床检查，应该考虑为哪方面的疾病？
2. 根据临床症状和体征以及实验室检查结果（分析有意义的检查结果）得到初步诊断是什么？依据是什么？
3. 你认为还需要增加哪些实验室检查项目？

【讨论分析】

1. 根据病史：既往肝炎史。近十天出现皮肤、巩膜黄染，颜面部及上胸部出现蜘蛛痣，腹部膨隆等症状。考虑肝胆系统疾病。

2. ① 皮肤瘙痒、皮肤及巩膜发黄、排深黄色尿液是肝细胞性黄疸的症状。

② 面部及上胸部可见蜘蛛痣，皮肤、巩膜黄染（可能是肝细胞黄疸，由癌肿压迫或侵犯胆管并发胆道感染；也可能是阻塞性黄疸，由肝门淋巴结肿大压迫胆道），腹部膨隆，肝脾触诊不满意，门静脉高压征，提示肝功能大部分损伤或者肝硬化或者肝癌。

③ 红细胞降低，由于慢性肝炎引起贫血，慢性感染和炎症也会引起贫血。

④ 血红蛋白下降，由红细胞下降引起。

⑤ 白细胞增多，癌肿压迫或侵犯胆管并发胆道感染。

⑥ 腹水检查，癌细胞阳性，说明有癌肿存在，更加强了肝癌的可能性。

⑦ 血清总蛋白减少，清蛋白减少，由于腹水引起，肝细胞损害，合成蛋白质减少。

⑧ ALT 升高，反映肝功能异常。

⑨ AST 升高，ALP 升高（主要在肝脏分布，当胆汁排出不畅，毛细胆管内压力增高的时候会大量产生 ALP，ALP 增高常见于慢性肝炎、肝硬化或者酒精性肝炎），GGT 升高提示肝内胆道阻塞，CB 升高，由于胆道阻塞而反流入血。

⑩ 免疫学检查呈现"大三阳",提示肝炎病毒持续存在且病毒传染性较强,甲胎蛋白阳性,提示肝癌。初步诊断肝癌。

3. 还需要增加的试验检测项目有:①AFP;②超声显像,查肝癌细胞;③CT(动态增强扫描,非动态扫描);④磁共振成像(MRI)。

参考文献

[1] 柏树令，应大君.系统解剖学[M].9版.北京：人民卫生出版社，2023.
[2] 王庭槐.生理学[M].9版.北京：人民卫生出版社，2018.
[3] 步宏，李一雷.病理学[M].9版.北京：人民卫生出版社，2018.
[4] 王建枝，钱睿哲.病理生理学[M].9版.北京：人民卫生出版社，2018.
[5] 杨宝峰，陈建国.药理学[M].9版.北京：人民卫生出版社，2018.
[6] 周春燕，药立波.生物化学与分子生物学[M].9版.北京：人民卫生出版社，2018.
[7] 曹雪涛.医学免疫学[M].7版.北京：人民卫生出版社，2018.
[8] 李凡，徐志凯.医学微生物学[M].9版.北京：人民卫生出版社，2018.
[9] 孙玉梅，张立力，张彩虹.健康评估[M].5版.北京：人民卫生出版社，2021.
[10] 万学红，卢雪峰.诊断学[M].5版.北京：人民卫生出版社，2018.